BEI GRIN MACHT SICH IHR WISSEN BEZAHLT

AF135644

- Wir veröffentlichen Ihre Hausarbeit, Bachelor- und Masterarbeit

- Ihr eigenes eBook und Buch - weltweit in allen wichtigen Shops

- Verdienen Sie an jedem Verkauf

Jetzt bei www.GRIN.com hochladen und kostenlos publizieren

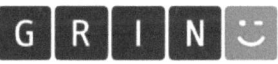

Wer sich nur auf die Schulmedizin verlässt... ist nicht immer gut beraten und/oder versorgt

Erfahrungen über Jahrzehnte am eigenen Körper bei allerhand Erkrankungen und Krankheiten - 2., überarbeitete & ergänzte Auflage 2022

Ernst Hunsicker

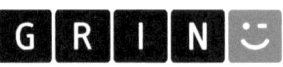

Bibliografische Information der Deutschen Nationalbibliothek:

Die Deutsche Nationalbibliothek verzeichnet diese Publikation in der Deutschen Nationalbibliografie; detaillierte bibliografische Daten sind im Internet über http://dnb.d-nb.de abrufbar.

ISBN: 9783668877900
Dieses Buch ist auch als E-Book erhältlich.

Coverbild: pixabay.com

© GRIN Publishing GmbH
Nymphenburger Straße 86
80636 München

Druck und Bindung: Books on Demand GmbH, Norderstedt Germany
Gedruckt auf säurefreiem Papier aus verantwortungsvollen Quellen

Das vorliegende Werk wurde sorgfältig erarbeitet. Dennoch übernehmen Autoren und Verlag für die Richtigkeit von Angaben, Hinweisen, Links und Ratschlägen sowie eventuelle Druckfehler keine Haftung.

Das Buch bei GRIN: https://www.grin.com/document/458147

Ernst Hunsicker

Wer sich nur auf die Schulmedizin verlässt … ist nicht immer gut beraten und/oder versorgt

Erfahrungen über Jahrzehnte am eigenen Körper bei allerhand Erkrankungen und Krankheiten

2., überarbeitete & ergänzte Auflage 2022

Vorwort 2. Auflage

Nach dem Erscheinen der 1. Auflage gab es immer wieder Anlass für Arztbesuche und körperliche Untersuchungen, auf die ich jetzt näher eingehe, und zwar:

- Kapitel 5:   Aber dann ging es wieder los (September 2021 – erhöhter PSA-Wert von $\approx$ 44 ng/ml),
- Kapitel 13:   Fahrradunfall (24.07.2021),
- Kapitel 14:   Vierte Corona-Schutzimpfung (08.04.2022) mit erheblichen gesundheitlichen Folgen,
- Kapitel 15:   „Schönheitseingriffe" (Augenlider und Zähne),
- Kapitel 16:   Aktueller Gesundheitszustand (November 2022)

Einige Kapitel wurden ergänzt bzw. überarbeitet.

Ernst Hunsicker   Bad Iburg, im November2022

Vorwort 1. Auflage

Es geht mir nicht darum, die Schulmedizin an den Pranger zu stellen. Ärzte/innen dienen der Gesundheit des einzelnen Menschen und der Bevölkerung.[1]

Ich konnte oder musste aber am eigenen Körper feststellen, dass die mich behandelnden Ärzte mit ihren Prognosen und vorgeschlagenen Behandlungsmethoden nicht immer so ganz richtig oder auch falsch lagen. Es unterliegt der Spekulation, wie es mir heute gesundheitlich gehen würde, wenn ich mich der Schulmedizin voll und ganz anvertraut hätte.

Im Wesentlichen geht es um folgende Krankheiten bzw. Erkrankungen[2]: Sarkoidose bzw. Morbus Boeck (1984), Verdacht auf ein Prostatakarzinom (etwa 1986), LWS-Syndrom/degenerierte Halswirbelsäule (Anfang der 1990er Jahre), Linksschenkelblock/Herz (Mitte der 1990er Jahre), einen „verdächtigen" PSA-Wert/Prostata (2011), Sportverletzungen (Rotatorensehnenmanschetterupturen 2013 und 2015), Verdacht auf eine idiopathische Trigeminusneuralgie (2015), Dupuytrensche Kontraktur/Fingerverkrümmung (2015/2016) und Haglundferse (Fersensporn/Schleimbeutelentzündung 2015/2016).

Auch musste ich feststellen, dass man persönlich die Ursache für eine (vermutete) Krankheit bzw. Erkrankung feststellen und sich durch Verhaltensänderungen und Aktivitäten auch selbst therapieren oder einen Therapiebeitrag leisten kann.

Schwerpunkt dieser Arbeit ist eine Prostataerkrankung (Prostatakrebs, aggressives Prostatakarzinom):

---

[1] *Wandel im Arzt-Patienten-Verhältnis* „Der Arzt dient der Gesundheit des einzelnen Menschen und der Bevölkerung. Der ärztliche Beruf ist kein Gewerbe. Er ist seiner Natur nach ein freier Beruf. Der ärztliche Beruf verlangt, dass der Arzt seine Aufgaben nach seinem Gewissen und nach den Geboten der ärztlichen Sitte erfüllt." ... , in: Die Autonomie des Arztes, S. 166 (von *Hartwig Bauer*), URL: http://www. kas.de/upload/dokumente/verlagspublikationen/Medizin/Medizin_bauer.pdf

[2] *Frank, Thomas*, **Ergotherapie Impulse – Kranksein, Krankheit, Erkrankung – Unterscheidungen und Stadien des Krankheitsverhaltens** Was versteht man unter „Kranksein", „Krankheit" und „Erkrankung"? Krankheit ist das Vorhandensein eines feststellbaren pathologischen Befundes oder einer Anomalie des Körpers. ... Klagt jemand über Symptome und eine Untersuchung stellt einen Krankheitsprozess fest, dann überschneiden sich die Begriffe der Krankheit und des Krankseins. In diesen Fällen wird der Begriff der Erkrankung benutzt. ..., URL: http://www.ergotherapie-frank.de/kranksein-krankheit-erkrankung-stadien-krankheitsverhaltens/

Über Jahrzehnte (seit etwa 1986 bis 2017) konnte ich mit erhöhten PSA-Werten ohne Einschränkungen und ohne jegliche Behandlungen leben. Sehr belastend waren für mich für die Dauer von rund 15 Monaten (beginnend im April 2017) die häufigen Arztbesuche, Untersuchungen und ärztlichen Beratungen sowie insbesondere der immer wieder aufkommende Harndrang, ohne problemlos Urin abgeben zu können [vgl. Kapitel 2 – Verdacht auf ein Prostatakarzinom (etwa 1986) und Kapitel 5 – Verdächtiger PSA-Wert (2011)].

Die Namen der mich behandelnden Ärztinnen und Ärzte etc. habe ich weitgehend anonymisiert.

Mir ist sehr bewusst, dass ich mit diesem Buch Persönliches bis sehr Persönliches öffentlich mache – „kehre also mein Inneres nach außen". Eigene Bedenken stelle ich aber zurück, weil ich vielleicht einigen Menschen so helfen kann, mit ihrer Erkrankung bzw. ihrer Krankheit anders umzugehen.

Ernst Hunsicker   Bad Iburg, im Februar 2019

Überblick

9

_____

Anhang

Kapitel 1
Sarkoidose/Morbus Boeck[3] (1984)

Von 1982 bis 1988 war ich als stellvertretender Leiter und Fachlehrer an der Landespolizeischule Niedersachsen, Ausbildungsstätte (ASt) in Bad Iburg[4], tätig.

In meiner Funktion als Fachlehrer musste ich an Röntgenreihenuntersuchungen[5] teilnehmen.

---

[3] *Net*Doctor: Die **Sarkoidose (Morbus Boeck)** ist eine entzündliche Erkrankung, die akut oder chronisch verlaufen kann. Typisches Merkmal sind knötchenförmige Gewebeveränderungen. Sie können sich überall im Körper bilden und die Funktion des betreffenden Organs stören. Die häufigste Krankheitsform ist die chronische Sarkoidose der Lunge: Die Patienten leiden unter chronischem Reizhusten und Atembeschwerden. Lesen Sie hier alles Wichtige zu Symptomen, Ursachen, Behandlung und Prognose der Sarkoidose. … In den meisten Fällen betrifft die Sarkoidose die Lunge. Auch Augen, Herz und Haut sind häufiger in Mitleidenschaft gezogen. Prinzipiell kann sich die Sarkoidose aber auch in anderen Körperregionen zeigen, etwa im Bereich von Knochen, Nieren, Ohrspeichel- und Bauchspeicheldrüse sowie im zentralen Nervensystem. Dementsprechend vielfältig sind die möglichen Symptome von Morbus Boeck. Die Sarkoidose zählt zu den sogenannten granulomatösen Erkrankungen. Ihr klassisches Merkmal sind kleine, knötchenförmige Gewebeveränderungen. Diese sogenannten Granulome sind unter dem Mikroskop sichtbar. Warum sie sich bilden, ist bislang unklar. Mediziner vermuten aber, dass erbliche Faktoren in Verbindung mit bestimmten Umweltfaktoren eine Sarkoidose verursachen können. … Die Erkrankung tritt meist zwischen 20 und 40 Jahren auf. Frauen sind dabei etwas häufiger betroffen als Männer., URL: https://www.netdoktor.de/krankheiten/sarkoidose/ (Von *Sophie Matzik*, Studentin der Humanmedizin und *Martina Feichter*, Medizinredakteurin und Biologin, aktualisiert am 27. März 2018)
[4] **Landespolizeischule Niedersachsen**, … Aufgrund der hohen Auslastung der Landespolizeischule in Hann. Münden ab den 1970er Jahren wurden in Niedersachsen Zweigstellen eingerichtet, um die große Anzahl der Polizeibeamten beschulen zu können. Es gab zeitweise weitere Standorte in: … **Bad Iburg 1973-2004** (Iburger Schloss) … (Landespolizeischule Niedersachsen – Wikipedia)
[5] MTA-R.de: **Röntgenreihenuntersuchung** des Thorax an Schirmbildgeräten (1939-1983) – Die Älteren unter uns kennen sie vielleicht noch: Die Röntgenreihenuntersuchung. Man bekam eine amtliche Einladungskarte mit der Aufforderung sich an einem bestimmten Termin an einem bestimmten Ort einzufinden und an der Untersuchung teilzunehmen. Oft war dieser Ort die Turnhallen der örtlichen Schule, oder es war der "Röntgenbus" – in der ehemaligen DDR der "Röntgenzug" – der auf einem öffentlichen Platz geparkt war. … Die Röntgenreihenuntersuchung (RRU) war die von 1939 bis 1983 praktizierte systematische Untersuchung der Bevölkerung mit Röntgengeräten zur Früherkennung von Lungentuberkulose … , URL: http://www.mta-r.de/allgemein/2011/09/rontgenreihenuntersuchung-mittels-schirmbildgeraten-1939-1983/

Gegen Ende 1984 holte mich ein Ausbilder unter einem Vorwand aus dem Unterricht und bat mich, zur Sanitätsstelle zu gehen. Dort wurde ich vom Polizeivertragsarzt erwartet.

Dieser eröffnete mir, dass meine letzte Röntgenreihenuntersuchung Hinweise auf Sarkoidose ergeben habe.

Unmittelbar danach fuhr mich ein Ausbilder mit einem Dienst-Kfz in eine Lungenspezialklinik in Bad Lippspringe[6]. Eine Bronchoskopie[7] ergab: Kein Krebs anhand der entnommenen Gewebeproben. Diese Bronchoskopie war für mich äußerst unangenehm. Selbst nach Monaten hatte ich noch ein eigenartiges Gefühl in der Luftröhre.

Ich habe mich selbst nach der Ursache für eine solche Erkrankung gefragt. Immerhin war ich Ausdauersportler: Häufig nahm ich am Dienstsport (Fußball, Volleyball, Basketball, Faustball)[8] teil. In meiner Freizeit bin ich

---

[6] Der heilklimatische **Kurort Bad Lippspringe** ist eine kreisangehörige Stadt im Nordosten des deutschen Landes Nordrhein-Westfalen und liegt am Rande des Teutoburger Waldes im Naturpark Teutoburger Wald / Eggegebirge. Das etwa 16.000 Einwohner zählende ostwestfälische Heilbad gehört dem Kreis Paderborn an und liegt etwa acht Kilometer nordöstlich von Paderborn. Das an der namensgebenden Lippequelle entstandene Lippspringe wurde im Jahre 780 erstmals erwähnt. 2017 war die Stadt Ausrichter der Landesgartenschau Nordrhein-Westfalen. … (Bad Lippspringe – Wikipedia)

[7] *Net*Doktor: Bei der **Bronchoskopie (Lungenendoskopie)** wird eine entweder starre oder bewegliche Sonde (Bronchoskop) über die Nase oder den Mund in die Luftröhre eingeführt, damit die Luftröhre und ihre großen Abzweigungen, die Bronchien, untersucht werden können. Lesen Sie hier, was eine Bronchoskopie ist, wie sie abläuft und welche Risiken mit der Untersuchung verbunden sind! Was ist eine Bronchoskopie? Der Begriff Bronchoskopie setzt sich aus den griechischen Wörtern für Luftweg/Luftrohr (bronchus) und schauen (skopein) zusammen. Umgangssprachlich wird die Untersuchung auch Lungenspiegelung genannt, obwohl damit nicht die gesamte Lunge, sondern nur die größeren Atemwege untersucht werden können. Das Bronchoskop ist ein dünner, beweglicher Schlauch oder ein starres Rohr, an dessen Ende sich eine Videokamera befindet. Es wird über den Mund oder die Nase in die Luftröhre eingeführt. Damit der Arzt die Strukturen uneingeschränkt betrachten kann, sind zusätzlich eine Lichtquelle und oft auch eine Spül- und Absaugvorrichtung angebracht. Spezielle Instrumente wie Zangen oder Scheren können über einen Arbeitskanal ebenfalls in die Atemwege eingebracht werden, so dass kleine operative Eingriffe in derselben Sitzung möglich sind. Je nach Typ werden zwei Formen der Bronchoskopie unterschieden. …, URL: https://www.netdoktor.de/diagnostik/bronchoskopie/ (Von *Valeria Dahm*, Ärztin)

[8] *Hunsicker, Ernst*, Authentische Polizei- und Kriminalgeschichten – Teil 1 – Stationen und Situationen mit Bildern aus einem langen Berufsleben – 1962 bis 1988, GRIN Verlag (2008), S. 122 f.

zusätzlich auch fast täglich zwischen zehn und fünfzehn Kilometern durch das Waldgebiet „Fre(e)den"[9] gerannt. Regelmäßig war ich Teilnehmer von Herbstwaldläufen, ausgerichtet von der Polizei-Ausbildungsstätte Bad Iburg[10]; zweimal sogar Teilnehmer an den Niedersächsischen Polizeimeisterschaften im Waldlauf. Außerdem war und bin ich Nichtraucher.

Ich hatte vor dem Hinweis auf diese Erkrankung
- weder trockenen Husten noch Atemnot bei Belastung,
- keine Hautveränderungen wie schmerzhafte Knötchen an den Beinen (Erythema nodosum) oder bläuliche erhabene Flecken im Gesicht;
auch
- keine Augenentzündungen oder Lymphknotenschwellungen,
- kein Fieber,
- keine Gelenkbeschwerden oder auch sonst bemerkbare Beschwerden.
Insgesamt also keinerlei Hinweise auf diese Erkrankung.[11]

Die weitere Behandlung erfolgte durch einen Lungenfacharzt, der mir eine vierwöchige Kur im Schwarzwald schmackhaft machen wollte. Ich war zunächst nicht abgeneigt und in meinen Gedanken schon auf Langlaufskiern im winterlichen Schwarzwald unterwegs. Meine Nachfrage „Und wo ist der Haken?" ergab, dass ich dort intensiv mit Kortison[12] behandelt werden sollte, was gar nicht in meinem Sinne war.

Zusätzlich suchte ich einen Internisten auf. Seine drastische und zugleich dramatische Einschätzung: „Wenn Sie sich nicht mit Kortison behandeln lassen, sitzen Sie in fünf Jahren im Rollstuhl!"

---

[9] Der **Freeden** (auch: **Freden**) ist ein vornehmlich mit Buchen bestandener Berg im Gebiet der Stadt Bad Iburg in Niedersachsen. Er besteht aus dem 269 Meter hohen Großen Freeden und dem Kleinen Freeden (200 Meter). Er ist Teil des Teutoburger Walds. Von herausragender Bedeutung ist der Berg wegen der Massenblüte des Hohlen Lerchensporns im Frühjahr. Wenn der Freeden blüht, ist er Ende März und Anfang April Anziehungspunkt von Naturliebhabern und Touristen. ... (Freeden/Berg – Wikipedia)
[10] Die hügelige Strecke über 11.300 m habe ich in einer Zeit unter 50 Minuten zurückgelegt (Bestzeit: 46:20 Minuten/Sekunden).
[11] Vgl. *Net*Doctor: Die **Sarkoidose (Morbus Boeck)** ist eine entzündliche Erkrankung, ... (Fußnote 3)
[12] gesundheit.de: **Typische Nebenwirkungen von Kortison:** Unerwünschte Nebenwirkungen als Folge der direkten Hormonwirkung sind: das sogenannte Cushing-Syndrom mit Vollmondgesicht, Stiernacken, Gesichtsrötung und brüchigen Hautgefäßen, Blutdruckanstieg, Blutzuckererhöhung, Erhöhung der Blutfettwerte, gesteigerte Infektanfälligkeit, Gewichtszunahme, Wassereinlagerung im Gewebe, Osteoporose: ..., URL: https://www.gesundheit.de/medizin/wirkstoffe/sonstige-wirkstoffe/nebenwirkungen-von-kortison

Von meiner Erkrankung habe ich im Kollegenkreis erzählt. Ein Kollege wies auf einen Heilpraktiker im Bereich Baden-Württemberg hin, bei dem er selbst in Behandlung war. Er bot an, mich dort anzumelden und mich zu seiner nächsten Behandlung nach dort mitzunehmen.

Im Januar 1985 bin ich zusammen mit meinem Kollegen mit meinem privaten Pkw nach dort gefahren. Der Heilpraktiker behandelte mich an zwei Tagen nacheinander mit Akupunktur[13]. Außerdem verordnete er mir Medizin der Firma WALA[14], und zwar:

---

[13] Onmeda.de: **Akupunktur** (von lat. acus = Nadel, pungere = stechen) ist eine Methode der traditionellen chinesischen Medizin (TCM). Mithilfe von dünnen Nadeln, die er in bestimmte Hautpunkte einsticht, versucht der Akupunktur-Therapeut, Krankheiten zu heilen, Schmerzen zu lindern und das Wohlbefinden zu steigern. Abwandlungen der Methode sind die Elektro- und Laserakupunktur. Die Einstichpunkte – auch als Akupunkturpunkte bezeichnet – liegen bei der Akupunktur über den gesamten Körper verteilt auf sogenannten Energiebahnen ("Meridianen"). Nach Ansicht der traditionellen chinesischen Medizin fließt in diesen Meridianen die körpereigene Energie, das Qi (sprich: "tschi"). Die einzelnen Akupunkturpunkte sind das Ergebnis jahrtausendlanger Akupunktur-Erfahrung und haben auch heute noch Bestand in der TCM. Der genaue Wirkmechanismus der Akupunktur ist bislang nicht vollständig geklärt. Mediziner vermuten jedoch, dass der Reiz, der von der eingestochenen Nadel ausgeht, bestimmte Reaktionen von Nerven- und Gewebezellen bewirkt. Die Weltgesundheitsorganisation (WHO) hat im Jahr 2002 eine Liste mit Beschwerdebildern veröffentlicht, die sich für Akupunkturbehandlungen eignen sollen. Westliche Schulmediziner setzen die Akupunktur vor allem in der Schmerzbehandlung (Rücken, Knie, Kopfschmerzen) ein. ... URL: https://www.onmeda.de/behandlung/akupunktur.html

[14] **Aus der Natur für den Menschen** Dr.Hauschka Med Produkte stammen aus dem **Hause WALA** Heilmittel GmbH. Wir, die Firma WALA Heilmittel GmbH, haben unter anderem diese Präparate entwickelt und stellen sie selber her. Unsere Geschichte beginnt 1935. Damals gründete Dr. Rudolf Hauschka das Unternehmen WALA und stellte die WALA Arzneimittel her. Bis heute gibt es etwa 900 verschiedene WALA Arzneimittel sowie Mittel zur Selbsthilfe. Sie basieren auf der Grundlage der anthroposophischen Medizin und bestehen aus Heilpflanzen und Natursubstanzen, die mit einem von Hauschka entwickelten rhythmischen Verfahren aufbereitet sind. Unter dem Dach der WALA sind im Jahr 1967 zusätzlich die Dr.Hauschka Kosmetikprodukte enstanden., URL: https://www.dr.hauschka-med.de/ueber-drhauschka-med/das-unternehmen-wala/

- Lachesis comp.[15],
- Solum uliginosum comp.[16] (Rezept auf der Folgeseite).

---

[15] yopi.de: … **Lachesis** ist ein sehr beliebtes Mittel, welches umgangssprachlich auch Buschmeisterschlange und Trogoncephalus lachesis genannt wird. Lachesis, das aus dem Gift der Buschmeisterschlange hergestellt wird, ist ein tief wirkendes Medikament. … LACHESIS wirkt bei Depressionen, prämenstruell aufgedunsenem Unterleib, prämenstruell krampfartigen Schmerzen im Unterleib und Schwindelgefühl, starken Menstruationsblutungen, prämenstruellen Rückenschmerzen, Schmerzen im linken Eierstock, die sich vor der Menstruation verstärken, geschwollenen Brüsten. Außerdem wirkt es bei Rastlosigkeit, Reizbarkeit, Muffeligkeit, Kopfschmerzen, die sich bei der Menstruation oft verstärken, Herzklopfen, Klopfgefühl in verschiedenen Körperregionen, großem Durst, starkem Appetit, starken Krämpfen, die besser werden, sobald die Menstruation einsetzt. … , URL: http://www.yopi.de/testbericht/prd_1287708/134169

[16] Europa Apotheek: **Zusammensetzung:** In 10 g Globuli velati sind verarbeitet: Wirkstoffe: Aesculus hippocastanum e semine ferm 34c Dil. D2 (HAB, Vs. 34c) 0,1 g; Aesculus hippocastanum e semine ferm 34c Dil. D14 (HAB, Vs.34c) 0,1 g; Equisetum arvense ex herba ferm 35b Dil. D2 (HAB, Vs. 35b) 0,1 g; Equisetum arvense ex herba ferm 35b Dil. D14 (HAB, Vs. 35b) 0,1 g; Solum uliginosum Dil. D2 aquos. [HAB, SV 5b, Lösung D1 aus wässrigem Extrakt (1:5) aus Solum uliginosum] 0,1 g; Solum uliginosum Dil. D14 aquos. [HAB, SV 5b, Lösung D1 aus wässrigem Extrakt (1:5) aus Solum uliginosum] 0,1 g. (Die Bestandteile werden über zwei Stufen gemeinsam potenziert.) Enthält Sucrose (Saccharose/Zucker). **Anwendungsgebiete** gemäß der anthroposophischen Menschen- und Naturerkenntnis. Dazu gehören: Anregung der Wärmeorganisation und Harmonisierung der Empfindungsorganisation, z.B. bei Wetterfühligkeit, Nervenschmerzen (Neuralgien), unterstützend bei Wirbelsäulenbeschwerden. **Gegenanzeigen:** Keine bekannt., URL: https://www.europa-apotheek.com/wala-solum-globuli-velati-0084824.html?prescriptionType=gp

Rp.

(Wela)

40,50   Lachesis comp.
         30 Amp. a 1 ml   < als Trinkampm.
         jeden zweiten Tag morgens, nüchtern
20,38   Solum uliginosum comp.
         6 Globuli, vor + nach jedem Essen.
         5 Globuli im Munde
Nikolaus-Apotheke   zergehen lassen

1 0. Jan. 1985
Bad Iburg

Ernst Theisicher
Bad Iburg

Rezept vom 04.01.1985

Im Juli 1985 war ich noch einmal bei diesem Heilpraktiker zur Behandlung:
Akupunktur und ein weiteres Rezept (Lachesis comp. und Cefasel[17]).

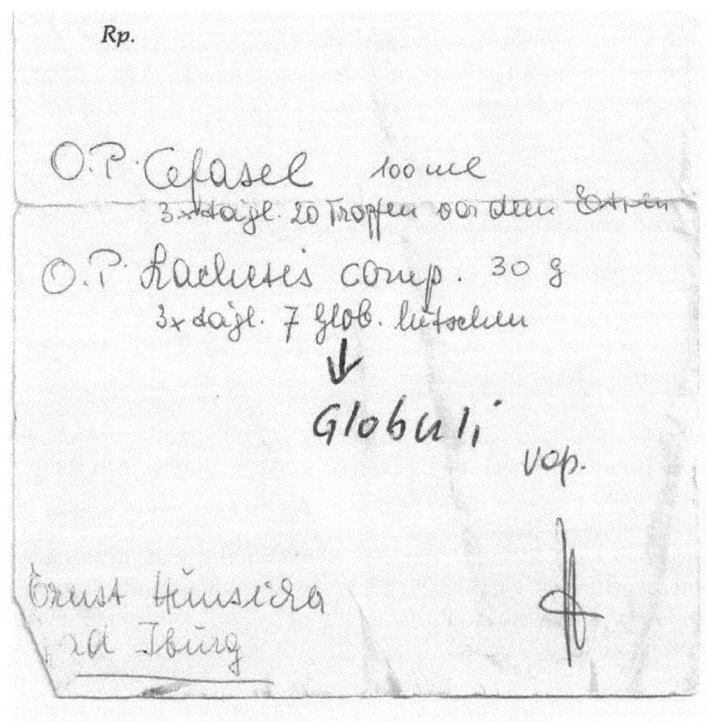

Rezept vom 29.07.1985

Zur Ehrenrettung der Schulmedizin: Der Heilpraktiker wies mich darauf hin,
dass Kortison unausweichlich sei, sofern seine Behandlung erfolglos verlaufen würde.

---

[17] Cefak KG: Anwendungsgebiet: **Cefasel® Trinkampullen** werden angewendet bei:
Nachgewiesenem Selenmangel, der ernährungsmäßig nicht behoben werden kann. Ein
Selenmangel kann auftreten bei: Maldigestions- und Malabsorptionszuständen (Verdauungs- und Verwertungsstörungen) , Fehl- und Mangelernährung. … Der Wirkstoff ist: 1
Trinkampulle à 2 ml Lösung enthält: 0,333 mg Natriumselenit 5 H2O (entsprechend 100
µg Selen) Die sonstigen Bestandteile sind: Wasser, Citronensäure-Monohydrat, Natriumcyclamat, Himbeeraroma, URL: http://www.selen-info.de/fileadmin/user_upload/pdf_packungsbeilagen/gi_cefasel_trinkampullen_de_tai.pdf

1986 habe ich mich in die Behandlung von einem „Arzt für Innere Medizin, Lungen- und Bronchialheilkunde, Allergologie" in Osnabrück begeben. Nach den Röntgenergebnissen zeigte sich keine Verschlechterung.

In der Folge habe ich diesen Arzt einmal pro Jahr aufgesucht. Nach etwa fünf Jahren erklärte er mir, dass sich die Erkrankung verkapselt und damit erledigt habe. Weitere Röntgenuntersuchungen seien nicht mehr erforderlich:

„Sie sind geheilt!"

Danach sind keinerlei Nachwirkungen aufgetreten.

Fazit hierzu:

Mit dem heutigen Kenntnisstand hätte ich mich nicht auf die sehr unangenehme Bronchoskopie eingelassen.

Zu meinem Glück habe ich die von dem Lungenfacharzt empfohlene intensive „Kortison-Kur" abgelehnt und die Behandlung durch einen Heilpraktiker vorgezogen.

Ein zusätzlich aufgesuchter Internist, der mich mit seiner drastischen und zugleich dramatischen Einschätzung: „Wenn Sie sich nicht mit Kortison behandeln lassen, sitzen Sie in fünf Jahren im Rollstuhl!" konfrontierte, lag mit seiner Prognose total falsch.

Diese Krankheit ist ausgeheilt. Die Skelettszintigrafie/Knochenszintigrafie [vgl. **Kapitel 5 Verdächtiger PSA-Wert (2011)**] – hat aber die verkapselten Stellen an den Brustwirbeln deutlich gemacht.

Übrigens: Alle Kosten (Hin- und Rückreisen, Übernachtungen, Behandlungen, Medikamente) musste ich selbst tragen und für diese Zeiten Erholungsurlaub beantragen. Das war diese Art der Behandlung aber wert!

Kapitel 2
Verdacht auf ein Prostatakarzinom[18] (etwa 1986)

Während meiner Berufszeit an der Polizeiausbildungsstätte Bad Iburg veranlasste der Polizeivertragsarzt eine Blutuntersuchung (wohl großes Blutbild).

Kurz darauf wurde mir von dem Polizeibeamten im Sanitätsbereich mitgeteilt, dass mit meinen Blutwerten etwas nicht stimmen würde. Eine Untersuchung durch einen Urologen sei dringend erforderlich.

---

[18] *Net*Doktor: **Prostatakrebs** ist bei Männern die häufigste Krebserkrankung überhaupt. Die Vorsorge spielt eine entscheidende Rolle, da die Prostatakrebs-Heilungschancen sehr davon abhängen, wie frühzeitig das Prostatakarzinom entdeckt wird. Prostatakrebs verursacht erst in einem fortgeschrittenen Stadium Beschwerden und bleibt daher oft lange Zeit unentdeckt. Zur Prostatakrebs-Vorsorge dient neben der rektalen Tastuntersuchung auch die Messung des PSA-Wertes. Lesen Sie hier alles Wissenswerte zum Thema Prostatakrebs.
Prostatakrebs: Beschreibung
Ein bösartiger Tumor in der Prostata wird als Prostatakrebs (Prostatakarzinom, PCA) bezeichnet. Prostatakrebs ist in Deutschland bei Männern die häufigste Krebserkrankung, und nach dem Lungen- und Darmkrebs die dritthäufigste krebsbedingte Todesursache. Nach Angaben des Robert Koch-Instituts erkranken in Deutschland etwa 63.500 Männer jährlich neu an Prostatakrebs. Das mittlere Erkrankungsalter liegt bei etwa 70 Jahren. Vor dem 50. Lebensjahr tritt Prostatakrebs nur selten auf. Zum Vergleich: Die gutartige Prostatavergrößerung (Benigne Prostatahyperplasie, BPH) findet sich ab dem 50. Lebensjahr bei jedem zweiten Mann, mit 80 Jahren bei nahezu jedem. ...
Prostatakrebs: Ursachen und Risikofaktoren
Die genaue Ursache von Prostatakrebs ist nicht bekannt. Entgegen früherer Annahmen ist ein hoher Testosteronspiegel nicht für die Entstehung von Prostatakrebs verantwortlich. Testosteron fördert zwar ein bereits bestehendes Prostatakarzinom im Wachstum, löst den Krebs aber nicht aus. Ob ein sehr aktives Sexualleben oder häufige Ejakulationen das Risiko für Prostatakrebs erhöhen, ist bislang umstritten.
Eine große Studie aus den USA (Leitzmann et al. 2004) gelangt zu dem Ergebnis, dass häufige Ejakulation vor Prostatakrebs schützen. Einer anderen Studie aus England mit deutlich weniger Teilnehmern zufolge (Dimitropoulou P et al 2009) ist ein sehr aktives Sexualleben im jungen Erwachsenenalter möglicherweise ein Risikofaktor für die Entstehung von Prostatakrebs. Ab dem 50. Lebensjahr würde demnach das Risiko durch Sex dagegen verringert. ..., URL: https://www.netdoktor.de/krankheiten/prostatakrebs/ (von *Dr. med. Fabian Sinowatz*, 23. August 2016)

Der Zusammenhang zwischen auffälligen Blutwerten und einer urologischen Untersuchung war mir damals nicht so bewusst. Heute weiß ich, dass es sich um einen erhöhten PSA-Wert[19] gehandelt haben muss.

Ich erhielt eine Überweisung „Verdacht auf Prostatakarzinom" (so oder ähnlich) für das Albertinenkrankenhaus in Dissen[20], Urologische Abteilung. Dort erfolgte eine gründliche Untersuchung durch den Oberarzt. Nach der Untersuchung teilte mir der Oberarzt mit, dass regelmäßig weitere Kontrolluntersuchungen erforderlich seien.

Im Mai 1988 wurde ich als stellvertretender Leiter zur Kriminalpolizeiinspektion (KPI) Osnabrück versetzt.[21] Ich hatte fortan keinen Gedanken mehr

---

[19] Bundesverband Prostatakrebs Selbsthilfe e.V.: **PSA-Bestimmung   PSA Bestimmung – ergänzende Informationen**   Es ist heute unter den Ärzten unbestritten, dass die Bestimmung des PSA-Wertes die derzeit beste Maßnahme für die Früherkennung von Prostatakrebs ist. Das PSA (Prostata-spezifische Antigen) ist aber ein Organmarker, kein Krebsmarker. Ein erhöhter PSA-Wert ist darum nicht automatisch gleichzusetzen mit Prostatakrebs. Insofern ist ein erhöhter PSA-Wert zwar ein wichtiger Hinweis darauf, dass Prostatakrebs vorliegen kann, aber kein Beweis dafür. Umgekehrt kann aber auch bei einem niedrigen PSA-Wert Prostatakrebs vorliegen. **Bei einem erhöhten PSA-Wert ist dringend eine weitere diagnostische Abklärung über die Ursache erforderlich!** Da Prostatakrebs in den meisten Fällen nur langsam wächst, ist in keinem Falle Anlass gegeben zu panikartigen Reaktionen und vorschnellen Therapie-Entscheidungen. PSA wird generell von Prostatazellen produziert. Auch andere Ursachen als Krebs, z. B. eine gutartige Prostatavergrößerung oder eine Prostatitis (Prostataentzündung) führen zu erhöhten PSA-Werten. Prostatakrebszellen produzieren jedoch bis zu zwölfmal so viel PSA wie gesunde Prostatazellen. Es ist heute unter den Ärzten unbestritten, dass die Bestimmung des PSA-Wertes die derzeit beste Maßnahme für die Früherkennung von Prostatakrebs ist. Das PSA (Prostata-spezifische Antigen) ist aber ein Organmarker, kein Krebsmarker. Ein erhöhter PSA-Wert ist darum nicht automatisch gleichzusetzen mit Prostatakrebs. Insofern ist ein erhöhter PSA-Wert zwar ein wichtiger Hinweis darauf, dass Prostatakrebs vorliegen kann, aber kein Beweis dafür. Umgekehrt kann aber auch bei einem niedrigen PSA-Wert Prostatakrebs vorliegen. Bei einem erhöhten PSA-Wert ist dringend eine weitere diagnostische Abklärung über die Ursache erforderlich! Da Prostatakrebs in den meisten Fällen nur langsam wächst, ist in keinem Falle Anlass gegeben zu panikartigen Reaktionen und vorschnellen Therapie-Entscheidungen. PSA wird generell von Prostatazellen produziert. Auch andere Ursachen als Krebs, z. B. eine gutartige Prostatavergrößerung oder eine Prostatitis (Prostataentzündung) führen zu erhöhten PSA-Werten. Prostatakrebszellen produzieren jedoch bis zu zwölfmal so viel PSA wie gesunde Prostatazellen. ..., URL: https://www.prostatakrebs-bps.de/medizinisches/diagnostik/128-psa-bestimmung
[20] Später: Diakonie Klinikum Osnabrücker Land, Dissen (inzwischen geschlossen)
[21] *Hunsicker, Ernst*, Highlights: Authentische Polizei- und Kriminalgeschichten – Von der Polizeischule (1962) bis zur Pensionierung (2004) und die Zeit danach, GRIN Verlag (2., überarbeitete & erweiterte Auflage 2011), 16. Kapitel – Kriminalpolizeiinspektion Osnabrück (Mai 1988 bis Oktober 1993, S. 111 ff.)

an die empfohlenen Kontrolluntersuchungen. Die Sache geriet für mich über Jahrzehnte irgendwie in Vergessenheit.

Erst im Rahmen einer Routineuntersuchung (Dezember 2011) – also etwa 25 Jahre später – ergaben sich erneut Hinweise auf einen „verdächtigen" PSA-Wert [weiter unter **Kapitel 5 - Verdächtiger PSA-Wert (2011).**]

Kapitel 3
HWS-Syndrom[22] (Anfang der 1990er Jahre)

Anfang der 1990er Jahre kam ich morgens aus dem Bett nicht hoch. Ich hatte über Nacht völlig verquer gelegen und konnte einfach vor Schmerzen nicht aufstehen. Da sich dieser Vorfall am Wochenende ereignete, musste der Bereitschaftsarzt hinzugezogen werden, der mir Spritzen in den Nacken-/Schulterbereich „verpasste". Danach konnte ich mich einigermaßen beschwerdefrei aus dem Bett erheben.

In der darauffolgenden Woche bekam ich relativ schnell einen Termin in einer orthopädischen Praxis. Dort hängte man mich erst einmal in Ketten, wobei es sich um eine Liftanlage für Flexions- und Extensionsbelastung gehandelt haben dürfte (siehe Foto auf der Folgeseite).

Der Facharzt eröffnete mir nach weiteren Untersuchungen, dass meine Halswirbelsäule total degeneriert sei und verordnete mir eine „Halskrause" (Cervicalstütze[23]).

Diese Cervicalstütze habe ich drei Tage lang getragen und dann – wegen der Unbequemlichkeit – entfernt.

Kurz danach beschaffte ich mir eine Kraftmaschine (Foto auf der übernächsten Seite), an der ich nach wie vor regelmäßig trainiere.

---

[22] Ratgeber Nerven (Fachverlag Gesundheit und Medizin GmbH & Co. K): **Das HWS-Syndrom: Symptome, Ursachen und Behandlung** – Kopfschmerzen, der Nacken verspannt und die Schultern schmerzen? Das sind Symptome, die auf ein Halswirbelsäulen-Syndrom (HWS-Syndrom) hindeuten. Unter den Begriff fallen Beschwerden rund um den Nacken-, Schulter- und Armbereich. Als Ursachen kommen unter anderem Verspannungen infrage. Mehr Wissenswertes zum HWS-Syndrom finden Sie hier. ..., URL: http://www.ratgeber-nerven.de/rueckenschmerzen/haeufige-arten/hws-syndrom/
[23] **Cervicalstütze** Eine Cervicalstütze oder Zervikalstütze (von lat. cervix, der Hals) ist ein zirkulärer Halsverband zur Entlastung der Halsstrukturen. Diese kann entweder rigide sein, wie die HWS-Schienen (z.B.: Stifneck), oder weich und elastisch, wie die Halskrause. ... (Cervicalstütze – Wikipedia)

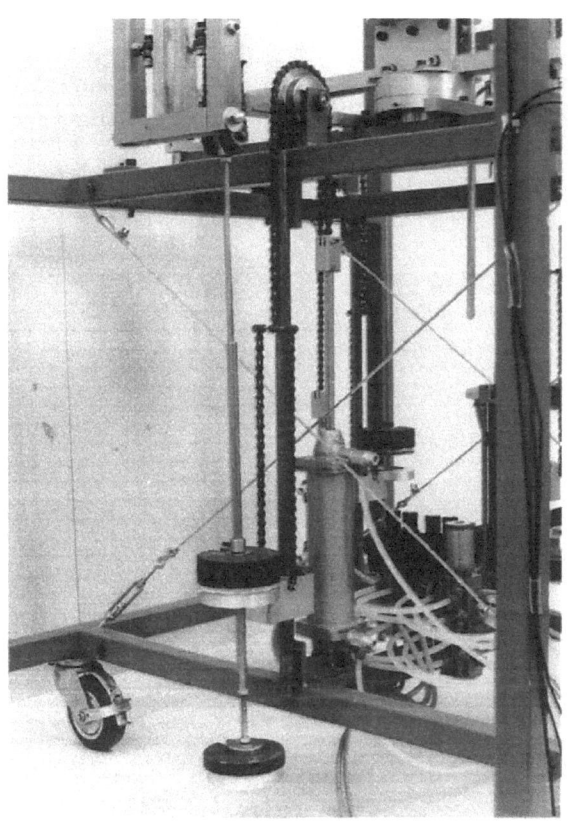

Bild 7: Ansicht Liftanlage für F lexions- und Extensionsbelastung

Liftanlage für Flexions- und Extensionsbelastung[24]

---

[24] Aus dem Allgemeinen Krankenhaus Barmbek in Hamburg – Orthopädische Klinik Direktor: *Prof. Dr. med. Ekkehard Hille* – Das Festigkeitsverhalten **transpedikulärer Fixationssysteme** für die lumbale Wirbelsäule im zyklisch-dynamischen Dauerversuch – Dissertation zur Erlangung des Grades eines Doktors der Medizin Der Medizinischen Fakultät der Heinrich-Heine-Universität Düsseldorf – vorgelegt von *Matthias Friedrich Herzig* – 2003, S. 28, URL: http://docserv.uni-duesseldorf.de/servlets/DerivateServlet /Derivate-2797/797.pdf

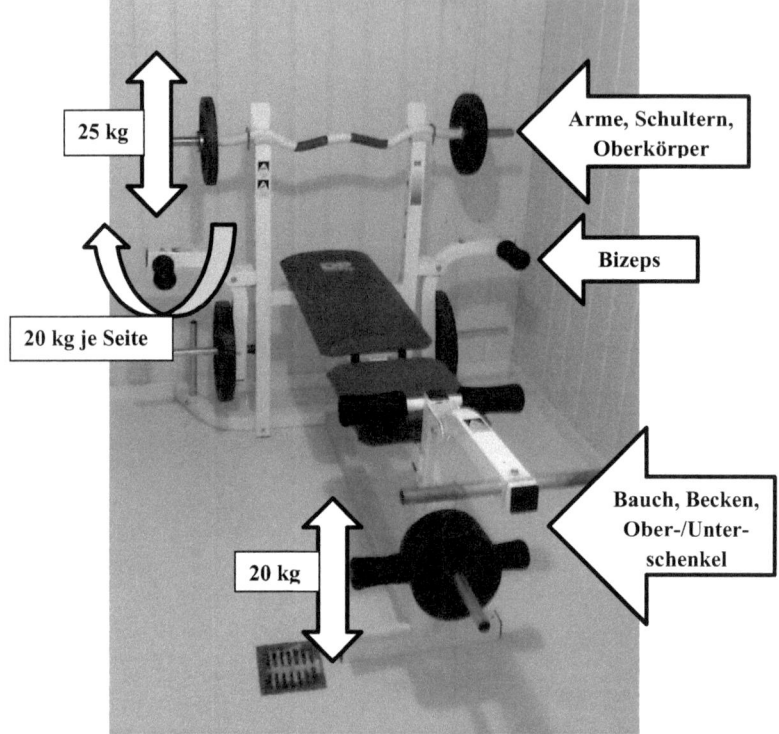

25 kg

Arme, Schultern, Oberkörper

Bizeps

20 kg je Seite

Bauch, Becken, Ober-/Unter-schenkel

20 kg

Foto: Ernst Hunsicker

„Kraftmaschine"[25] mit meinen Standardgewichten –
alt und einfach, aber immer noch sehr funktionsfähig

Seitdem – also seit Anfang der 1990er Jahre – ist das LWS-Syndrom nicht
mehr aufgetreten. Ich bin also beschwerdefrei.

Auch ansonsten leistet dieses Gerät „viele gute Dienste".

Wichtig: mit leichten Gewichten anfangen und regelmäßig trainieren.

---

[25] Vgl. wissen.de: **Kraftmaschine Sport** – Trainings- u. Übungsgerät zur Steigerung der
Muskelkraft. Die Kraftmaschine ist so aufgebaut, dass … verschiedene Muskelgruppen
mit unterschiedlichen Übungs- oder Trainingsformen trainiert werden können. Das Kern-
stück bildet ein stabiles Stahlgestell, in dem die entsprechend geformten Gewichte geführt
werden. Zur Verbindung mit dem Trainierenden dienen dem speziellen Bewegungsablauf
angepasste Hebel- oder Seilzugsysteme; … URL: http://www.wissen.de/lexikon/kraft-
maschine-sport

Fazit hierzu:

Der mich seinerzeit behandelnde Orthopäde, der mir eine total degenerierte Halswirbelsäule eröffnete, mag ja mit seiner Bewertung richtig gelegen haben. Aber durch regelmäßiges Training an meiner Kraftmaschine konnte der Schaden offenbar behoben werden.

Schmerzen im Halswirbel- bzw. Rückenbereich sind danach nicht wieder aufgetreten, sodass in der Folge keine diesbezüglichen Behandlungen erforderlich waren.

Kapitel 4
Linksschenkelblock Herz[26] (um 1990)

Mit meinem Wechsel von der Polizeiausbildungsstätte Bad Iburg zur Kriminalpolizeiinspektion Osnabrück war es mit dem intensiven Sporttreiben vorbei. Wohl deshalb „meldete" sich mein Herz um 1990 und der Polizeiarzt überwies mich an einen Kardiologen.

Der Kardiologe stellte einen Linksschenkelblock fest und drängte immer wieder zu einem Herzkatheder[27], was ich aber wegen der damit verbundenen Risiken[28] abgelehnt habe.

---

[26] wissen.de: **Linksschenkelblock** eine (meist vollständige) Unterbrechung der Erregungsleitung im linken Herzen durch Blockade im linken Tawara-Schenkel, die zu einer Erregungsverzögerung der linken Herzkammer führt, z. B. infolge unzureichender Durchblutung der Herzkranzgefäße, Bluthochdruck und angeborener oder erworbener Herzfehler., URL: https://www.wissen.de/medizin/linksschenkelblock

[27] *Net*Doktor: **Was ist eine Herzkatheteruntersuchung?** Bei einer Herzkatheteruntersuchung wird ein dünner, biegsamer Kunststoffschlauch (Herzkatheter) über ein Gefäß bis zum Herzen vorgeschoben. Meist wählt der Arzt ein Gefäß in der Leiste oder am Handgelenk aus. Das Einführen des Katheters nennen Mediziner auch „Herzkatheter legen" oder „Herzkatheter setzen". Über den Schlauch kann man ein Kontrastmittel einspritzen, um die Herzstrukturen und Gefäße auf dem Röntgenbild besser sichtbar zu machen. Außerdem können mithilfe des Herzkatheters verschiedene Parameter (Drücke und Flussgeschwindigkeiten im Herzen) gemessen werden, die über die Arbeitskraft des Herzmuskels Auskunft geben. Manchmal nutzt man eine Herzkatheteruntersuchung auch dazu, eine Gewebeprobe aus dem Herzen zu gewinnen (Myokardbiopsie). Die Herzkatheteruntersuchung wird grob in zwei Verfahren unterteilt – je nachdem, welche Herzhälfte untersucht wird: Linksherzkatheter und Rechtsherzkatheter. ..., URL: https://www.netdoktor.de/diagnostik/herzkatheteruntersuchung/ (von Dr. med. *Philipp Nicol*, 16. März 2016)

[28] Onmeda.de: **Herzkatheter: Jeder sechste geht schief:** Nach Eingriffen mit dem Herzkatheter kommt es häufig zu Komplikationen. Ob die Behandlung glückt, hängt auch davon ab, in welche Klinik der Patient gerät, zeigt eine AOK-Untersuchung. ... Ob die Behandlung mit dem Herzkatheter glückt, hängt allerdings offenbar in hohem Maße davon ab, in welche Klinik der Patient kommt. Zwischen den besten und schlechtesten Krankenhäusern gibt es gewaltige Unterschiede, zeigt jetzt eine Veröffentlichung der Allgemeinen Ortskrankenkassen (AOKs). ... Das Ergebnis dürfte viele Patienten erschrecken. In den besten Krankenhäusern lag die Komplikationsrate nach der Herzkatheter-Behandlung bei unter acht Prozent, in den schlechtesten Häusern dagegen bei 28 Prozent und höher. Im Gesamtdurchschnitt ermittelte das Institut eine Rate der Komplikation und der qualitätsrelevanten Folgeeingriffen von 17,7 Prozent. Berücksichtigt wurden u.a. diese Folgen einer Herzkatheter-Therapie: Sterblichkeit (Risiko im Schnitt 0,7 Prozent) verschiedene Komplikationen wie größere Blutverluste, tiefe Beinvenenthrombosen, akutes Nierenversagen, Verletzungen der Gefäßwand durch den Herzkatheter (Risiko 7,2 Prozent) ..., URL: https://www.onmeda.de/g-medizin/herzkatheter-1744.html (von *Christian Seel*, 15. August 2013)

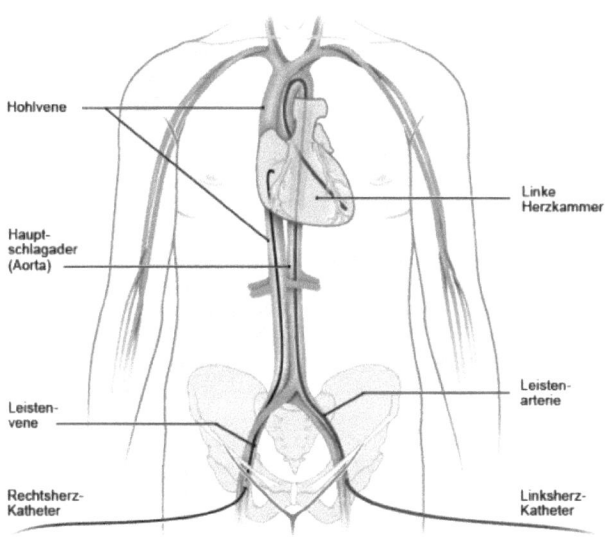

Hohlvene

Haupt-
schlagader
(Aorta)

Leisten-
vene

Rechtsherz-
Katheter

Linke
Herzkammer

Leisten-
arterie

Linksherz-
Katheter

Rechtsherz- und Linksherz-Katheter[29]

Alternativ kam eine Kontrastmitteluntersuchung (radioaktiv) in Betracht, die kurz darauf in der Praxis „Röntgen Nuclear Institut" erfolgte. Es könnte sich dabei um eine Myokardszintigraphie[30] gehandelt haben.

---

[29] Gesundheitsinformation.de: **Was passiert bei einer Herzkatheter-Untersuchung?** ..., URL: https://www.gesundheitsinformation.de/was-passiert-bei-einer-herzkatheter-untersuchung.2958.de.html

[30] Röntgen-Nuclear-Institut (Drewes + Partner): Die nuklearmedizinische Untersuchung des Herzens ist die **Myokardszintigraphie**. Durch Injektion einer radioaktiv markierten Substanz (meist Technetium, gelegentlich Thallium) kann der Stoffwechsel bzw. die Sauerstoffversorgung des Herzens gemessen werden. In die Vene gespritzt kann die Verteilung dieser Substanzen im Herzmuskel durch ein Szintigramm dargestellt werden wobei sich 3D- oder auch Schichtaufnahmen erstellen lassen. Die Verteilung spiegelt die Durchblutung bzw. die Sauerstoffversorgung des Herzmuskels wieder, Störungen bzw. fehlende Durchblutung weisen auf eine Erkrankung der Herzkranzgefäße hin. Da sich durchaus Unterschiede in der Durchblutung in Abhängigkeit von der Belastung eines Menschen ergeben, müssen 2 Aufnahmeserien erfolgen, zum einen, um die Durchblutung in Ruhe darzustellen, dann, um die Durchblutung nach einer Belastung darzustellen. Die Belastung erfolgt meist in Form einer Fahrradergometrie, kann aber auch – sofern dies nicht möglich ist – auch in Form einer sogenannten medikamentösen Belastung erfolgen. Durch den Vergleich der Ruhe- und der Belastungsaufnahmen lässt sich eine Durchblutungsstörung nachweisen. ..., URL: https://www.drewes-partner.de/fileadmin/user_upload/05_Infomaterial/Diagnostik/Drewes-Partner-nuk-Herzuntersuchung.pdf

Fazit hierzu:

Der Kardiologe, der immer wieder zu einem Herzkatheter drängte, hätte mich von Anfang an darauf hinweisen müssen, dass es auch mit einer Kontrastmitteluntersuchung, die dann später auch erfolgte, erledigt gewesen wäre.

Angebliche Herzprobleme [schwere Koronarsklerose, vgl. **Kapitel 5 – Verdächtiger PSA-Wert (2011)**] haben mein Leistungsvermögen nicht beeinträchtigt. Ich konnte bis zum letzten Jahr (2021) problemlos gut 100 km pro Tag ohne Pause mit meinem neuen Crossbike zurücklegen.[31]

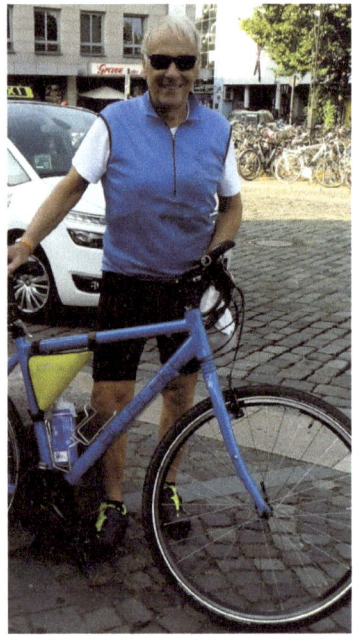

Aufnahme: Martin Oevermann

Ernst Hunsicker vor dem Osnabrücker Hauptbahnhof am 12.08.2020
(vor der Abreise mit den Zügen nach Den Helder)

---

[31] Kapitel 36.3: „Die Einkehrer", Fahrradtour zusammen mit *Martin Oevermann* von Den Helder/NL in drei Etappen Richtung Osnabrück bzw. Bad Iburg, in: *Hunsicker, Ernst*, Radfahren in den Regionen Osnabrück - Münster - Bielefeld - Gütersloh - Rheine – Illustrierte sowie kommentierte Erlebnisse und Beobachtungen auch unter Umweltschutzaspekten, GRIN Verlag, 6., überarbeitete und ergänzte Auflage (2022), S. 533 ff., Link: https://www.grin.com/document/184320

Kapitel 5
Verdächtiger PSA-Wert (2011)

Im Dezember 2011 wurde bei mir auf Grund einer Blutuntersuchung (großes Blutbild), die routinemäßig in der Praxis meines Hausarztes erfolgte, ein erhöhter PSA-Wert (11.41 ng/ml) festgestellt.[32]

Mein Hausarzt, zu dem ich ein großes Vertrauen habe, riet zu einer Untersuchung durch einen Urologen. Kurz danach suchte ich eine urologische Praxis auf. Dieser Urologe untersuchte mich eingehend. Die Ultraschalluntersuchung[33] ergab eine kleine Entzündung an der Prostata. Eine erneute

---

[32] Zentrum der Gesundheit: **Prostatakrebs-Früherkennung: Der PSA-Test** Neben der digital-rektalen Untersuchung der Prostata (ärztliche rektale Tastuntersuchung der Prostata mit dem Finger) wird Männern – oft schon ab vierzig – von vielen Ärzten der sog. PSA-Test empfohlen. Das Ziel dieser beiden Vorsorgemassnahmen heisst: So früh wie möglich einen sich entwickelnden Prostatakrebs erkennen. Beim PSA-Test wird der PSA-Wert im Blut gemessen. PSA steht für Prostata-spezifisches Antigen. Dabei handelt es sich um ein vom Prostatagewebe produziertes Enzym. Dieses Enzym verflüssigt den Samen und ermöglicht auf diese Weise eine erhöhte Beweglichkeit der Spermien im Ejakulat. Normalerweise gelangt nur sehr wenig PSA ins Blut. Krankes Prostatagewebe jedoch produziert so viel PSA, dass davon sehr viel mehr ins Blut gelangt und die PSA-Werte daraufhin steigen. **Erhöhter PSA-Wert kann viele Ursachen haben** Nun ist aber eine Prostata, die viel PSA produziert, nicht in jedem Falle von Krebs befallen. Die Prostata kann auch einfach entzündet oder gutartig vergrössert sein. In beiden Fällen kann der PSA-Wert steigen, ohne dass ein Krebs vorliegen würde. Der PSA-Wert steigt jedoch auch nach einer Radtour, nach einer Prostata-Massage, nach einer entsprechenden urologischen Untersuchung, nach einer Darmspiegelung und nach dem Sex – und zwar meist für mindestens 1 bis 2 Tage lang. Ein erhöter PSA-Wert ist also nicht in jedem Fall ein Zeichen für Prostatakrebs. Ja, in Wirklichkeit soll von allen Männern mit erhötem PSA-Wert nur jeder fünfte Mann tatsächlich einen Prostatakrebs haben. Gleichzeitig weiss man, dass bei 25 Prozent aller Männer mit Prostatakrebs ein recht unauffälliger PSA-Wert vorliegt. ..., URL: https://www.zentrum-der-gesundheit.de/prostatakrebs-psa-testia.html

[33] DocMedicus: **Ultraschall der Prostata (Prostatasonographie)** Die Prostatasonographie (Synonym: Ultraschall der Prostata) ist ein bildgebendes Diagnoseverfahren aus dem medizinischen Fachgebiet der Urologie, bei dem mit Hilfe von Ultraschall Aufnahmen der inneren Organe in der Beckenregion gemacht werden. Es ist ein nichtinvasives diagnostisches Verfahren, das ohne Röntgenstrahlung auskommt. Die Prostatasonographie dient vor allem der Beurteilung des Prostatagewebes bzw. der Diagnostik von Veränderungen der Prostata. Die Prostata, auch Vorsteherdrüse genannt, sitzt im Becken des Mannes zwischen der Harnblase und dem Darm. Des Weiteren kann mit der Prostatasonographie das Prostatavolumen bestimmt werden (Prostatavolumetrie). Dieses ist u. a. von Bedeutung bei einer der häufigen Erkrankungen des Mannes: der benignen Prostatahyperplasie (gutartigen Prostatavergrößerung). ..., URL: http://www.gesundheits-lexikon.com/Medizingeraetediagnostik/Geschlechsorgane-Mann/Ultraschall-der-Prostata-Prostatasonographie-.html

Blutuntersuchung im Januar 2012 ermittelte einen PSA-Wert unter 10 ng/ml. Alles schien wieder einigermaßen gut.

Endbefund der Blutuntersuchung (Auszug) aus Dezember 2011 (PSA-Wert 11.41 ng/ml):

Untersuchungsmaterial(ien): Blut			Methodik: F Fremdlab., L Laborgem.; weitere Angaben auf Anfrage.	
Untersuchungen	Methodik	Ergebnis	Einheit	Referenz/therap. Bereich
Tumordiagnostik				
PSA (Siemens-Centaur) i.S.	LIA	11.41	ng/ml	< 4.00

Hinweis:
Erhöhte Konzentrationen des totalen PSA bis zu 10 ng/ml können in bis zu einem Viertel der Fälle bei benigner Hyperplasie, Prostatitis und Prostatainfarkt auftreten. Außerdem besteht eine Altersabhängigkeit des Referenzbereichs. Bei Männern über 50 Jahre können die Werte ansteigen und bei über 70jährigen Grenzwerte bis 6,5 ng/ml erreichen.
(Nach A. Semjonow und R. Lamerz; Literatur auf Anforderung)

Mit freundlichen Grüßen

Ein paar Wochen später wurde von mir noch einmal Blut abgenommen. Der PSA-Wert war wieder angestiegen und lag jetzt bei 14 ng/ml.

Der Urologe riet zu weiteren Untersuchungen – insbesondere zu einer Prostatabiopsie[34] – und besprach mit mir erste Behandlungsmethoden (Bestrahlung, „Anti-Hormontherapie").

---

[34] *Net*Doktor: **Prostatabiopsie** Bei einer Prostatabiopsie entnimmt der Arzt Gewebeproben aus der Vorsteherdrüse (Prostata) des Patienten. Sie dient der Diagnose von Krebs oder Krebsvorstufen und wird durchgeführt, wenn der Arzt bei der Tast- oder Ultraschalluntersuchung der Prostata einen auffälligen Befund erhebt. Lesen Sie hier alles über die Durchführung und die Risiken der Prostatabiopsie. **Wie wird die Prostatabiopsie durchgeführt?** Der Eingriff erfolgt ambulant und unter örtlicher Betäubung. Dabei liegt der Patient in der sogenannten Steinschnittlage (Rückenlage mit angewinkelten, leicht angehobenen Beinen) oder in Seitenlage. Der Arzt führt eine mit Gleitmittel bestrichene Ultraschallsonde vorsichtig in den Enddarm des Patienten ein. Über einen Führungskanal wird eine dünne Hohlnadel eingebracht, welche durch einen Federmechanismus hervorschnellt und einen Gewebezylinder mit einer Größe von zehn bis fünfzehn Millimetern ausstanzt (Stanzbiopsie). …, URL: https://www.netdoktor.de/diagnostik/biopsie/prostatabiopsie/ (von *Lena Machetanz*, 19. Januar 2016)

Eine Prostatabiopsie ist jedoch nicht völlig ungefährlich und es können Komplikationen auftreten.[35] Deshalb habe ich eine solche Untersuchung unter Vollnarkose erst einmal abgelehnt – auch schon wegen meiner eingeschränkten Lungenfunktion, die sich vor einer Meniskusglättung herausgestellt hatte [vgl. **Kapitel 6.3 – Phimose (Ende 2011)**].

Im Übrigen lebe ich seit Jahrzehnten mit erhöhten PSA-Werten, ohne dass Beschwerden oder Komplikationen aufgetreten sind [vgl. **Kapitel 2 – Verdacht auf ein Prostatakarzinom (etwa 1986)**].

Ich führe diese hohen PSA-Werte auf mein **intensives Radfahren** zurück.[36]

---

7 Möglichkeiten, weshalb Ihre Prostata-Werte verfälscht sein können
1. Wenn Sie viel Fahrrad fahren bzw. vor der Untersuchung auf dem Rad oder einem Heimtrainer gesessen haben, kann der PSA-Wert noch eine Woche lang erhöht sein. ...[37]

---

[35] Vgl. Prostata.de: **Mögliche Komplikationen der Biopsie:** Die transrektale Prostatastanzbiopsie ist ein relativ einfacher und sicherer Eingriff. Komplikationen sind insgesamt selten. Sie können jedoch eine weitere medikamentöse oder operative Behandlung erforderlich machen. Bei ersten Anzeichen dafür sollten Sie sich sofort an Ihren Arzt wenden. Hier die wichtigsten:
Blutungen: Als Zeichen für die Verletzung eines größeren Blutgefäßes kann eine starke Blutung aus dem Darm oder der Harnröhre auftreten. Hingegen spricht eine anhaltende Blutbeimengung zum Urin (länger als etwa zwei Wochen, s. auch Hämaturie) oder zum Sperma (länger als etwa vier Wochen, s. auch Hämospermie) für eine verzögerte Wundheilung.
Entzündungen: Trotz Antibiotikaprophylaxe (s.o.) verursachen verschleppte Darmkeime manchmal Infektionen wie einen Harnweginfekt oder eine Prostataentzündung (s. akute Prostatitis). Diese können sich abkapseln (z.B. zu einem Prostataabszess) oder auch ausbreiten. Vor allem starke Schmerzen, Fieber und Schüttelfrost sind ernste Krankheitszeichen.
Allergie: Solche Überempfindlichkeitsreaktionen, zum Beispiel gegen ein Betäubungsmittel oder ein Antibiotikum, können sich mit Hautausschlag, Juckreiz, Schwindel oder Atembeschwerden äußern.
Akute Harnverhaltung: Die Harnentleerung ist plötzlich unmöglich, so dass die Blase schmerzhaft überdehnt wird. Mögliche Ursachen sind das Verstopfen des Blasenausgangs mit Blut oder eine Schwellung der Prostata, ähnlich wie bei der gutartigen Prostatavergrößerung (vgl. Zeichen und Komplikationen des BPS)., URL: http://www.prostata.de/prostatabiopsie.html
[36] *Hunsicker, Ernst*, Radfahren in der Region Osnabrück - Münster - Bielefeld - Gütersloh – Rheine, Illustrierte sowie kommentierte Erlebnisse und Beobachtungen auch unter Umweltschutzaspekten, a.a.O.
[37] Gesundheitswissen: **7 Möglichkeiten, weshalb Ihre Prostatawerte verfälscht sein können,** URL: http://www.fid-gesundheitswissen.de/urologie/prostatakrebs/wann-sind-ihre-prostata-werte-erhoeht-ohne-dass-sie-erkrankt-sind/102014332/ (Von Redaktionsteam FID Gesundheitswissen 10. November 2017)

6.4 Schlussfolgerungen

Die vorliegenden Ergebnisse weisen darauf hin, dass körperliche Aktivität die PSA-Konzentration im Blut bei älteren Personen mit benigner Prostatahyperplasie und einem PSA-Ausgangswert von >4 ng/ml erhöhen kann, wobei insbesondere das freie PSA ansteigt. Fahrradbelastungen führen infolge der zusätzlichen mechanischen Irritation durch den Sattel zum größten Anstieg mit durchschnittlich 25%. Nach 48 Stunden ist der Ausgangswert wieder erreicht, in Einzelfällen aber erst später. Daraus leitet sich die praktische Konsequenz ab, PSA-Bestimmungen insbesondere zur Verlaufskontrolle bei Patienten mit erhöhten PSA-Werten, unter standardisierten Bedingungen durchzuführen. Unter Berücksichtigung einer totalen Variabilität von bis zu 10% für die vorliegenden Studienbedingungen (PRICE et al. 2001, SÖLÉTORMOS et al. 2005) sollte für mehrere Tage, aber mindestens24 Stunden, vor einer beabsichtigten PSA-Bestimmung Sportabstinenz erfolgen, insbesondere sollte Fahrradfahren vermieden werden.

Die in der Einleitung formulierten Hypothesen können wie folgt beantwortet werden:

1. Die Hypothese, dass Fahrradfahren bei älteren Männern mit einem PSA > 4 ng/ml und einer benignen Prostatahyperplasie zu einem weiteren passageren Anstieg von PSA im Serum führt, kann bejaht werden. ...[38]

Ohne mich auf weitere Untersuchungen oder gar Behandlungen einzulassen, hatte ich über mehrere Jahre (2011 bis 2017) keine „urologischen Probleme" – bin auch weiterhin intensiv Rad gefahren (bis 120 km pro Tag).

Aber dann ging es los:

Am 08./09 April 2017 (Samstag/Sonntag) hatte ich ein Treffen mit früheren Kolleginnen und Kollegen in Hannover. Etwa gegen Mitternacht bekam ich einen sehr starken Harndrang, konnte aber „kein Wasser lassen".

Da der Harndrang immer stärker wurde und der Druck auf die Harnblase kaum noch auszuhalten war, bin ich in den frühen Morgenstunden (Sonntag, 09.04.) mit meinem Pkw auf den zum Glück freien Autobahnen mit hoher Geschwindigkeit nach Hause gefahren – habe aber an jeder Rastanlage kurz angehalten und versucht „Wasser zu lassen", was aber nicht gelang.

---

[38] **Einfluss von Fahrradfahren auf das Prostataspezifische Antigen (PSA) im Serum** – Dissertation zur Erlangung des Grades eines Doktors der Zahnheilkunde der Medizinischen Fakultät der UNIVERSITÄT DES SAARLANDES 2009 (vorgelegt von: *Verena Lehmann*, geb. am 02.08.1981 in Bad Reichenhall – Aus dem Bereich Klinische Medizin der Medizinischen Fakultät der Universität des Saarlandes, Homburg/Saar), S. 58

Zu Hause angekommen, habe ich erst einmal geduscht. Danach meine Freundin[39] angerufen, die mich in die Notaufnahme eines Krankenhauses gefahren hat.

Dort wurde mir ein transurethraler Einmalkatheter (Einmalkatheterisierung) gelegt[40] und unmittelbar nach Ablaufen des Urins wieder entfernt. Es erging der Hinweis, dass ich bei erneuten Beschwerden eine bestimmte Klinik aufzusuchen hätte.

Behandlungsbericht aus der Notaufnahme (Auszug auf der Folgeseite):

---

[39] *Marion Schäfer*, die mich am 09.04.2017 in ein Krankenhaus (Notaufnahme) und später in eine Klinik (Notaufnahme) gefahren hat. (*Marions* Ehemann *Dr. Meinhard Schäfer* war auch an Prostatakrebs erkrankt und er ist nach einem mehrjährigen Leiden im März 2011 verstorben. *Marion* hat mit meiner Unterstützung das Buch „Am Ende bleibt Liebe - mein geliebter Mann stirbt an Krebs – Ein langer und schier unmenschlicher Leidensweg", GRIN Verlag 2012, verfasst. Sie war mir im Hinblick auf meine Prostatakrankheit und andere Krankheiten eine große Stütze.)

[40] Vgl. DocCheck Flexikon: **Blasenkatheterisierung** – ... **Formen** Unter dem zeitlichen Aspekt sind zwei Formen der Blasenkatheterisierung zu unterscheiden. Bei der Einmalkatheterisierung erfolgt ein einmaliges Einführen des Katheters zur Entleerung oder retrograden Füllung der Harnblase. Bei einer Dauerkatheterisierung wird ein Blasenkatheter eingeführt und für einen längeren Zeitraum zum Zwecke der Blasenentleerung belassen. Nach dem Zugangsweg zur Blase und der Durchführungsart sind ebenfalls zwei Formen der Blasenkatheterisierung zu unterscheiden. Transurethrale Blasenkatheterisierung - erfolgt durch die Harnröhre hindurch Suprapubische Blasenkatheterisierung - erfolgt durch transkutane Punktion der Blase in der Region oberhalb des Os pubis (suprapubisch) ..., URL: http://flexikon.doccheck.com/de/Blasenkatheterisierung

Behandlungsbericht ZNA FHH

Sehr geehrte Frau Kollegin, sehr geehrter Herr Kollege ,
wir berichten Ihnen über Ihren oben genannten Patienten, der sich heute in unserer Notfallaufnahme zur Behandlung vorgestellt hat.

Diagnose:

Harnverhalt

Anamnese:

Der Pat. berichtet seit dem Vorabend über Pollakisurie mit zunehmenden Schmerzen im Unterbauch. Kein Fieber. Heute einmal etwas dünneren Stuhl.

Vorerkrankungen:

Chronische PSA-Erhöhung
Z.n. Sarkoidose
Art. Hypertonie

Vormedikation:

Blopress 32mg 1/2-0-0
Cialis b.B.

Körperlicher Befund:

73 jähriger Patient normalem AZ und EZ. Kein Klopfschmerz über Wirbelsäule oder Nierenlager. Lunge: sonorer Klopfschall, vesikuläres Atemgeräusch. Cor: Herztöne unauffällig, keine Extratöne, keine Geräusche. Abdomen weich und eindrückbar, kein Druckschmerz, keine Resistenzen tastbar, physiologische Peristaltik. Extremitäten: keine Varizen, keine Ödeme, keine Thrombosezeichen. Motorik und Sensibilität unauffällig.

Schweregrad Stichworte:

Labor:

Sonografie:

Kein Neirenstau bds., bei liegendem DK leichte Prostatahyperplasie. Sonst unauffälliger Befund.

Hier durchgeführte Therapie :

Einmalkatheterisierung

Empfehlung :

Amb. urologische Kontrolle.

Gegen Abend des gleichen Tages (Sonntag, 10.04.2017) traten die Beschwerden erneut auf. Meine Freundin hat mich daraufhin in die vorgegebene Klinik gefahren, wo man mir einen transurethraler Einmalkatheter gelegt hat. Über ein Ventil konnte ich danach bei Bedarf problemlos „Wasser lassen".

Behandlungsbericht dieser Klinik vom 09.04.2017(Auszug):

Patient:	Ernst Hunsicker, * 23.02.1944
Wohnort:	Rottstr. 35 B, 49186 Bad Iburg
Aufenthalt:	vom 09.04.2017 bis zum 09.04.2017
Station:	NOT

Sehr geehrte Frau Kollegin, sehr geehrter Herr Kollege,

wir berichten über unseren gemeinsamen Patienten, der sich in unserer Behandlung befand.

Diagnose: Akutes Harnverhalten (R33)

Befund: Sonographisch Nieren bds. nicht gestaut,Harnblase prall gefüllt.

Therapie   DK-Einlage(14 Ch.),es entleert sich 700 ml.klarer Urin fraktioniert.

Anamnese: Heute Morgen Harnverhalt.War im Franziskus Hospital Harderberg.Da wurde
Einmalkathetharisierung durchgeführt,es entleerte sich 500 ml.klarer Urin.
Jetzt erneuter Harnverhalt.

Empfehlung: Fachurologische Kontrolle,Abklärung der Harnverhaltung,ggf.Auslassversuch im
Intervall.

-
Ein weiterer Bericht folgt nicht. Bei Rückfragen stehen wir gerne unter der o. g. Telefonnummer zur Verfügung.

Mit freundlichen kollegialen Grüßen

Laborbericht über die Blutabnahme am 10.04.2017 (Auszug):

GOÄ/EBM Untersuchung		Ergebnis	Einheit	Referenz (m)	Meth.	Material	Grafik
	Blutstatus						
3550	**Kleines Blutbild**						
	Haemoglobin	14.4	g/dl	14.0 - 18.0	PHOTO	[R]	
	Erythrozyten	4.73	/pl	4.50 - 6.30	WSM	[E]	
	Haematokrit	43	%	39 - 52	IMPULS	[E]	
	MCV	90	fl	84 - 99	WSM	[E]	
	HbE (MCH)	30	pg	26 - 35	RW	[E]	
	MCHC	34	g/dl	31 - 37	RW	[E]	
	Thrombozyten	318	/nl	150 - 400	WSM	[E]	
	Leukozyten	6.5	/nl	4.0 - 10.0	WSM	[E]	
3551	**Differentialblutbild**						
	Basophile	1.1 +	%	< 1.1	FACS	[E]	
	Eosinophile	1.5	%	< 7.0	FACS	[E]	
	Neutrophile	58	%	40 - 74	FACS	[S]	
	Lymphozyten	31	%	19 - 48	FACS	[E]	
	Monozyten	8	%	1 - 14	FACS	[E]	
3607	Quick (Plasma)	121	%	70 - 130	KOAG.	[PL]	
	INR	0.9			RW	[PL]	
3605	PTT	23	sec	23 - 32	KOAG.	[PL]	
3560	Glucose (Serum)	95	mg/dl	55 - 100	Enzymat.	[S]	
	Wert aus venöser Vollblutprobe; eingeschränkt beurteilbar.						
3561	HbA1c	5.5	%	bis 6.0	HPLC	[E]	
	HbA1c (IFCC)	37.0	mmol/mol	23.0 - 43.0	HPLC	[E]	
3581H1	Bilirubin gesamt	0.52	mg/dl	< 1.20	FARBE	[S]	
3582	Bilirubin direkt	0.21	mg/dl	< 0.30	DIAZ	[S]	
	Bilirubin indirekt	0.31	mg/dl	< 0.85	VAN	[S]	
3594H1	GOT (AST)	23	U/l	< 50	UV	[S]	
3595H1	GPT (ALT)	16	U/l	< 50	UV	[S]	
3592H1	Y-GT	21	U/l	< 60	FARBE	[S]	
3587H1	Alkal. Phosphatase.	68	U/l	40 - 130	FARBE	[S]	
3589H1	Cholinesterase	11.20	kU/l	5.32 - 12.92	FARBE	[S]	
3597H1	LDH	240	U/l	< 250	UV	[S]	
3590H1	Creatin Kinase, gesamt	172	U/l	< 190	UV	[S]	
3591H1	CK-MB (NAC-aktiviert)	18	U/l	< 24	UV	[S]	
3588H1	Amylase	50	U/l	< 110	FARBE	[S]	
3598H1	Lipase	41	U/l	< 80	FARBE	[S]	
3584H1	Harnstoff	32.4	mg/dl	16.6 - 48.5	FARBE	[S]	
3585H1	Creatinin	1.07	mg/dl	0.70 - 1.25	Enzymat.	[S]	
	GFR (CKD-EPI)	68.4	ml/min		RW		
3563H1	Harnsäure	6.8	mg/dl	3.4 - 7.0	FARBE	[S]	
3562H1	Cholesterin	267 +	mg/dl	< 200	FARBE	[S]	
3563H1	HDL-Cholesterin	108	mg/dl	> 40	FARBE	[S]	
3564H1	LDL-Cholesterin	162 +	mg/dl	< 160	FARBE	[S]	
	LDL/HDL Quotient	1.5 -		2.5 - 4.0	RW		
3565H1	Triglyzeride	120	mg/dl	< 150	FARBE	[S]	
3558	Natrium	144	mmol/l	136 - 145	ISE	[S]	
3557	Kalium	4.5	mmol/l	3.5 - 5.1	ISE	[S]	
				-- siehe Folgeseite --			

PSA-Werte am 11.04.2017: 24,22 ng/ml und am 01.06.2017: 27,88 ng/ml

Seite 1

Laborblatt Hunsicker, Ernst geb. am 23.02.1944
Erstellt am : 02.06.2017

Test/Datum	Einheit	Norm	01.06.17	11.04.17
PSA	ng/ml	<4,0	27,88	24,22

Am Montag, dem 11.04.2017, habe ich eine Urologische Gemeinschaftspraxis aufgesucht. Es wurde Untersuchungen (Blut, Urin) vorgenommen.

Zur Behandlung erhielt ich „Tamsulosin – 1 A Pharma – 0,4 mg"[41] verschrieben:

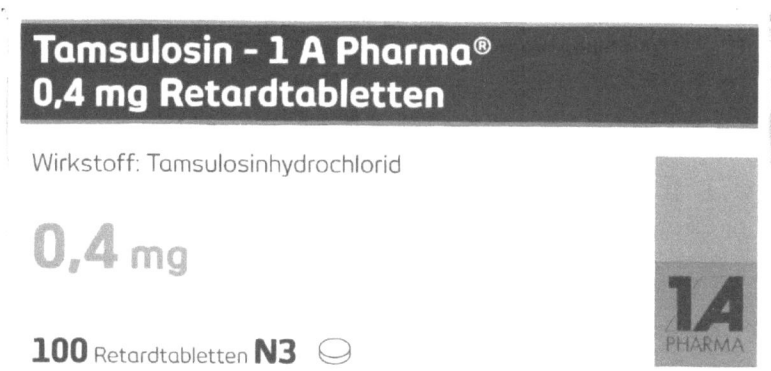

Tamsulosin - 1 A Pharma®
0,4 mg Retardtabletten

Wirkstoff: Tamsulosinhydrochlorid

0,4 mg

100 Retardtabletten **N3**

1A PHARMA

Nach Einnahme dieser Tabletten konnte ich über Monate (bis Dezember 2017) wieder beschwerdefrei „Wasser lassen". Irgendwelche Nebenwirkungen habe ich nicht bemerkt.

Der Urologe schlug erneut eine Prostatabiopsie vor. Alternativ kam eine „mpMRT"[42] zur Entscheidungsfindung in Betracht, wozu ich mich zunächst entschlossen habe.

---

[41] Medikamio: **Tamsulosin - 1 A Pharma 0,4 mg Retardkapseln,** Was ist es und wofür wird es verwendet? Der Wirkstoff von Tamsulosin - 1 A Pharma 0,4 mg ist Tamsulosinhydrochlorid. Tamsulosin ist ein Alpha-1-Rezeptorblocker, der die Spannung der Muskulatur in der Prostata und der Harnröhre vermindert. Dies führt dazu, dass die durch die Prostata verlaufende Harnröhre weniger stark eingeengt und das Wasserlassen erleichtert wird. Tamsulosin - 1 A Pharma 0,4 mg wird bei Männern zur Behandlung von Beschwerden der unteren Harnwege bei gutartiger Prostatavergrößerung eingesetzt. …, URL: https://medikamio.com/de-de/medikamente/Tamsulosin-1-a-pharma-04-mg-retardkapseln/pil

[42] Röntgen-Nuclear-Institut (Drewes + Partner): **Prostata-MRT zur Früherkennung und Therapieunterstützung - Und Ihr Risiko?** Trotz regelmäßiger Vorsorge-Untersuchungen kann ein Prostatakrebs nicht immer sicher erkannt bzw. nachgewiesen werden. Mit der ergänzenden multiparametrischen MRT der Prostata können dagegen bis zu 90 % der Karzinome entdeckt werden. Neben der Früherkennung hilft die Prostata-MRT auch vor einer Gewebeentnahme beim Urologen, gegebenenfalls bei einer Therapieentscheidung und bei der Verlaufskontrolle. …, URL: https://www.drewes-partner.de/frueherkennung/prostata-mrt.html

Überweisung:

Diagnose/Verdachtsdiagnose

PSA [prostataspezifisches Antigen]-Veränderung

[R77.80], V.a. Prostata-CA

Befund/Medikation

Auftrag

mpPMR zur Entscheidungsfindung

Eine Kontrastmittelapplikation habe ich abgelehnt. Kurz vor der Untersuchung wurde ich aufgefordert, Blase und Darm zu entleeren, wozu ich aber nicht in der Lage war.

Beurteilung: „Hohe Wahrscheinlichkeit für ein signifikantes Prostatakarzinom: Gesamt-PI-RADS 5"

Sehr geehrte Kollegen,

wir danken für die freundliche Überweisung Ihres Patienten **Ernst Hunsicker**; *23.02.1944.

Multiparametrische MRT der Prostata (mpPMR), 07.06.2017:

Angaben zur Anamnese: Erhöhung des PSA-Wertes auf zuletzt 27,88 ng/ml, laut Patientenangabe langjährige Erhöhung der PSA-Werte bisher ohne bioptische Intervention, keine erfolgte Antibiose. Leere Familienanamnese, eine Kontrastmittelapplikation wird vom Patienten abgelehnt.

Untersuchungstechnik: 2 Ampullen Buscopan i.v., 3,0 Tesla, Mehrkanal-Oberflächenspulen, parallele Bildgebung. Sagittal und paracoronar 3 mm T2-TSE, paraxial 3 mm T2-TSE, DWI (b = 50/500/1000/1500calc s/mm²) einschließlich ADC-Karte. Strukturierte Auswertung nach dem PI-RADS-Schema (Version 2) mit Markierung etwaiger Herde.

Befunde:
Vergrößerung der Prostata auf ein Volumen von 61 ml, hieraus wird eine PSA-Dichte von 0,46 errechnet. Nach den PI-RADS-Kriterien sind weite Teile der Prostata tumorös durchsetzt, von der Basis bis zum Apex rechts paramediane tumoröse Infiltration mit schmalem Saum einer mutmaßlich intakten peripheren Zone lateral, die linke Seite ist bis auf Anteile des Mittellappens in der Basis komplett tumorös durchsetzt, es besteht ein breitflächiger Kontakt zur beidseits posterolateral mutmaßlich bereits penetrierten Pseudokapsel mit Gefährdung des Gefäßnervenbündels. Zudem besteht beidseits offenbar bereits eine Infiltration der Vesicae seminales.

Beurteilung: Hohe Wahrscheinlichkeit für ein signifikantes Prostatakarzinom: **Gesamt-PI-RADS 5**. Nahezu vollständig tumoröse Infiltration der gesamten Drüse. Verdacht auf beginnende extracapsuläre Extension mit Gefährdung des Gefäßnervenbündels beidseits und Infiltration der Samenbläschen.

Relevantes Bildmaterial zu den erhobenen Befunden wird Ihnen mit gesonderter Post zugestellt, auf die Erstellung eines schematischen Befundes wurde aufgrund der subtotalen Ausdehnung verzichtet. Wir bitten um Mitteilung eventueller stanzbioptischer Resultate.
(Anmerkung: Das klinisch signifikante Prostatakarzinom ist vom American College of Radiology (ACR) und von der Europäischen Gesellschaft für Urologische Radiologie (ESUR) als Gleason 7 oder höher definiert.)

Mit freundlichen Grüßen

Das Ergebnis hat mich ziemlich schockiert. Ich kann mich einfach nicht mit dem Gedanken „Hohe Wahrscheinlichkeit für ein signifikantes Prostatakarzinom" abfinden. In meiner Familie sind Krebserkrankungen bisher nicht bekannt.

Außerdem wurde bei mir ein „verdächtige PSA-Wert" bereits Mitte der 1980iger Jahre festgestellt [vgl. **Kapitel 2 – Verdacht auf ein Prostatakarzinom (etwa 1986)**].

Am 08.08.2017 habe ich mich in eine osteopathische Behandlung[43] begeben. Die Osteophatin erklärte mir gegen Ende der Behandlung „Sie werden sterben, aber nicht an Prostatakrebs."

Am 26.12.2017 ging es dann wieder los: Probleme beim „Wasserlassen". Ständiger Harndruck, geringe Entleerung der Harnblase.

Am 31.12.2017 (Silvester) bin ich am späten Nachmittag wieder in die Notaufnahme des mir bekannten Krankenhauses gefahren. Ich erhielt dort erneut einen transurethraler Einmalkatheter mit Ventil, um wieder „Wasser lassen" zu können.

Behandlungsbericht (Auszug):

Vorerkrankungen:
bek. Prostatahypertrophie

Vormedikation:
Tamsulosin 0.4 mg 1-0-0

Allergien:
Keine Allergien bekannt

Körperlicher Befund:
73 jähriger Patient in normalem AZ und EZ. Kopf und Hals unauffällig. Pupillen rund, isocor und lichtreagibel, enoral reizlos. Halsvenen nicht gestaut. Schilddrüse nicht vergrößert tastbar. Kein Klopfschmerz über Wirbelsäule oder Nierenlager.

Urinbefund: blande, geringe Erythrozyturie

Labor:

Sonografie:
Nieren: bds. nicht höhergradig gestaut. Harnblase deutlich gefüllt i.S. Überlaufbase.

Hier durchgeführte Therapie :
DK-Anlage.

Kumulativbefund 09.04.2017 / 31.12.2017:

---

[43] *Christine Ahlert-d'Aße*, Die **Osteopathie** ist zugleich eine Philosophie, eine Wissenschaft und eine Kunst. Ihre Philosophie beinhaltet das Konzept von der Einheit von Struktur und Funktion des Organismus im gesunden wie im kranken Zustand. Als Wissenschaft umfasst sie Biologie, Chemie und Physik im Dienst der Gesundheit sowie der Prävention, der Heilung und der Linderung von Krankheiten. Ihre Kunst besteht in der Anwendung dieser Philosophie und Wissenschaft in der Praxis. (H. M. Wright, Perspectives in Osteopathic Medicine. Kirksville College of Osteopathic Medicine, Kirksville 1976), URL: http://www.christine-ahlert.de/osteopathie

Urinstatus										
Leukozyten / Urin (POCT)	negativ	/µl	neg	neg						
Erythrozyten / Urin (POCT)	negativ	Ery/µl	25↑	25↑						
Nitrit / Urin (POCT)	negativ		neg	neg						
Spezifisches Gewicht/ Urin (POCT)	1.00-1.030		1.010	1.010						
PH-Urin (POCT)	4.5-8.0		5.0	5.0						
TP-Urin (POCT)	negativ	mg/dl	neg	neg						
BZ-Urin (POCT)	negativ	mg/dl	norm	norm						
Ketone-Urin (POCT)	negativ	mg/dl	neg	neg						
Urobilinogen-Urin (POCT)	<1	mg/dl	normal	normal						
Bilirubin-Urin (POCT)	negativ	mg/dl	neg	neg						

Am 04.01.2018 habe ich die mir vertraute Urologische Gemeinschaftspraxis aufgesucht. Blut und Urin wurden erneut untersucht.

PSA-Wert am 08.01.2018: ≈ 37 ng/ml

Der transurethraler Einmalkatheter wurde am 09.01.2018 entfernt und durch einen neuen ersetzt, den ich bis zum 23.01.2018 verwendet habe.

Ich erhielt am 05.01.2018 ein neues Rezept („DUODART 0,5 mg/0,4 mg"[44]). Nebenwirkungen konnte ich im Anschluss zunächst nicht feststellen.

Am 09.01.2017 bekam ich zusätzlich ein Rezept für „Cipro – 1 A Pharma 500 mg"[45]:

---

[44] APOTHEKENUMSCHAU: **Anwendungsgebiete von DUODART 0.5mg/0.4mg Hartkapseln:** Das Arzneimittel wird zur Behandlung von Männern mit einer Prostata-vergrößerung (benigne Prostatahyperplasie) angewendet. Dies ist eine gutartige Vergrö-ßerung der Prostata, die durch eine überschüssige Produktion des Hormons Dihydrotes-tosteron verursacht wird. Das Präparat ist eine Kombination der zwei unterschiedlichen Wirkstoffe Dutasterid und „Tamsulosin". Das Präparat gehört zur Arzneimittelgruppe der so genannten 5-Alpha-Reduktase-Hemmer, „Tamsulosin" gehört zur Arzneimittelgruppe der so genannten Alpha-Blocker. Wenn sich die Prostata vergrößert, kann dies zu Prob-lemen mit dem Harnfluss führen, wie z. B. Probleme beim Wasserlassen und häufiges Wasserlassen. Ebenso kann es zu unterbrochenem und schwachem Harnstrahl kommen. Wenn die Erkrankung nicht behandelt wird, entsteht das Risiko, dass eine vollständige Blockade des Harnflusses (akuter Harnverhalt) eintritt. Dies erfordert eine sofortige me-dizinische Behandlung. Manchmal ist ein operativer Eingriff erforderlich, um die Größe der Prostata zu reduzieren oder um die Prostata ganz zu entfernen. Das Arzneimittel ver-ringert die Bildung des Hormons Dihydrotestosteron, wodurch die Prostata wieder schrumpft und die Symptome gelindert werden. Dies reduziert auch das Risiko für einen akuten Harnverhalt und die Notwendigkeit für einen operativen Eingriff. Durch „Tamsu-losin" wird eine Entspannung der Muskeln in der Prostatadrüse bewirkt, was den Harn-fluss erleichtert und zu einer schnellen Linderung Ihrer Symptome führt., URL: https://www.apotheken-umschau.de/Medikamente/Beipackzettel/DUODART-0.5mg0.4mg-Hartkapseln-1882640.html
[45] APOTHEKENUMSCHAU: **Anwendungsgebiete von Cipro - 1 A-Pharma 500mg:** Das Arzneimittel enthält den Wirkstoff Ciprofloxacin. Ciprofloxacin ist ein Antibio-tikum, das zur Gruppe der Fluorchinolone gehört. Ciprofloxacin wirkt, indem es Bakterien abtötet, die Infektionen verursachen. Es wirkt nur bei bestimmten Bakterienstämmen. Das Arzneimittel wird bei Erwachsenen zur Behandlung der folgenden bakteriellen Infektio-nen angewendet: … Harnwegsinfektionen, Infektionen der Geschlechtsorgane bei Män-nern und Frauen …, URL: https://www.apotheken-umschau.de/Medikamente/Beipack-zettel/Cipro---1-A-Pharma-500mg-36357.html

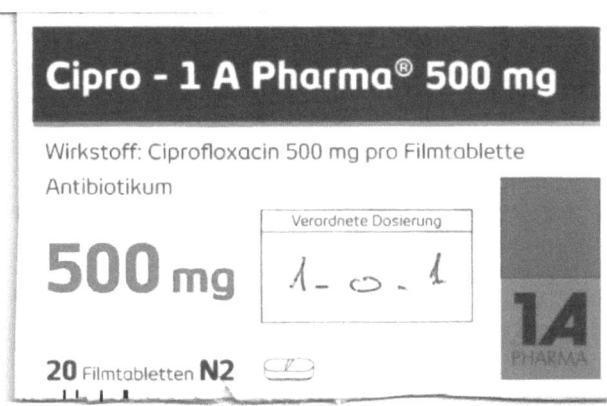

Dieses Arzneimittel habe ich ab dem 10.01.2018 zehn Tage lang (morgens und abends je eine Filmtablette) eingenommen. Nebenwirkungen nach Auskunft des mich behandelnden Urologen: Zunahme von Fettgewebe an Brust und Bauch, evtl. Durchfall.

Stuhlgang war während der Tabletteneinnahme ohne Probleme (also kein Durchfall).

Um die Zunahme des Fettgewebes in Grenzen zu halten, habe ich intensiv an meiner Kraftmaschine [vgl. **Kapitel 3 – HWS-Syndrom (Anfang der 1990er Jahre)**] trainiert (Brust- und Bauchmuskulatur), was trotz des Katheters möglich war.

Schon nach einem Tag konnte ich über den transurethralen Einmalkatheter ohne jeglichen Harndrang „normal Wasser lassen".

Auch in der Kombination von „DUODART 0,5 mg/0,4 mg" und „Cipro" – 1 A Pharma 500 mg" habe ich zunächst keine Nebenwirkungen bemerkt.

Nach der Entfernung des transurethralen Einmalkatheters (23.01.2018) konnte ich ca. drei Stunden kein „Wasser lassen". Aber danach ging es los: ständiges „Wasserlassen" in kurzen Abständen (jedes Mal reichlich Urinabgabe) und dazwischen mehrere „Stuhlgänge" (also Darmentleerung).

Am Nachmittag des 23.01.2018 war ich zur Kontrolle noch einmal in der Urologischen Gemeinschaftspraxis. Die Untersuchung per Ultraschall ergab, dass die Harnblase ziemlich entleert war.

Falls sich in der Folge keine neuen Probleme ergeben sollten, wurde durch den behandelnden Urologen eine Kontrolluntersuchung nach sechs bis acht Wochen angeraten.

Aber bereits am 25.01.2018 – also zwei Tage später – wieder das gleiche Problem: Permanenter Harndrang und immer wieder „Wasser lassen" in kleinen Mengen mit der Folge, dass ich mich am 26.01.2018 wieder in der Urologische Gemeinschaftspraxis einfand.

Die Behandlung erfolgte durch einen anderen Urologen dieser Praxis. Die Ultraschalluntersuchung ergab eine stark gefüllte Harnblase. Dieser Urologe erkundigte sich, ob ich das Medikament „DUODART" noch einnehme, was ich bejaht habe.

Er wies mit Nachdruck darauf hin, dass nun endlich mal festgestellt werden müsse, ob ich an einem Prostatakarzinom leiden würde – also Prostatabiopsie. Die MRT der Prostata (mpMRT) ergebe nur wenig Aufschluss.

Nach Auskunft dieses Arztes wird die Prostatabiopsie unter Vollnarkose oder unter Spinalanästhesie durchgeführt. Ich habe auch gegenüber diesem Arzt meine Bedenken geäußert:

- Prostatabiopsie (Gefährlichkeit und Komplikationen),
- Vollnarkose bei eingeschränkter Lungenfunktion,
- Vorbehalte gegen eine Spinalanästhesie[46], weil meine Freundin nach einem Fußbruch am 08.07.2017 unter Spinalanästhesie operiert wurde und vier Tage später auf dramatische Weise verstorben ist.

---

[46] *Net*Doktor: Die **Spinalanästhesie** ist eine Methode zur Betäubung von Rückenmarks-nerven. Im Gegensatz zu anderen rückenmarksnahen Anästhesieverfahren wird dabei ein Medikament unmittelbar neben die Nerven gespritzt. Somit lassen sich in kurzer Zeit große Körperbereiche betäuben, während der Patient bei vollem Bewusstsein bleibt. Lesen Sie alles über die Vorteile der Spinalanästhesie und wann man sie durchführt. **Was ist eine Spinalanästhesie?** Die Spinalanästhesie bewirkt eine Unterbrechung der Signal-weiterleitung in den Rückenmarksnerven. Dazu spritzt der Arzt bestimmte Betäubungs-mittel (Anästhetika) in den Hirnwasserraum (Liquorraum) ein, der das Rückenmark di-rekt umgibt. Das verwendete Medikament hemmt neben dem Schmerz-, Druck- und Tem-peraturempfinden außerdem Nervenfasern, die die Muskulatur und Teile des unwillkür-lichen Nervensystems steuern. …, URL: https://www.netdoktor.de/therapien/nar-kose/spinalanaesthesie/ (Von *Andreas Hofmann*, 14. Februar 2017)

Außerdem habe ich im Netz festgestellt, dass „DUODART" erst nach frühestens einem Monat Wirkung zeigt.[47]

Am 01.02.2018 stand ein erneuter „Besuch" in der Urologischen Gemeinschaftspraxis an. Ich hatte ein Gespräch mit dem mich grundsätzlich behandelnden Urologen. Wir haben vereinbart, dass ich den Katheter längere Zeit verwende, um die Wirksamkeit von „DUODART" abzuwarten.

Danach sollte ein weiterer Versuch ohne Katheter gestartet werden.

> Erneut wies dieser Urologe darauf hin, dass sich ein Prostatakarzinom nur sehr langsam entwickelt und dass ich bei einer Nichtbehandlung 80 Jahre alt werden kann. Dann kam der Zusatz „Aber vielleicht wollen Sie ja älter werden?".

Nach meinem Hinweis auf die Vorbehalte gegen eine Vollnarkose (eingeschränkte Lungenfunktion) und eine Spinalanästhesie wurde mir erklärt, dass er die Prostatabiopsie unter einer Inhalationsnarkose mit Kehlkopfmaske durchführt (so oder ähnlich)[48]. Auch hierzu habe ich meine Bedenken geäußert, weil ich als Kind

- an Kehlkopfdiphtherie erkrankt war (vgl. **Kapitel 6 – Weitere Krankheiten und Beschwerden, Kapitel 6.1 – Kinderkrankheiten**) und
- Erinnerungen an die äußerst unangenehme Bronchoskopie wieder in mir hochkamen [vgl. **Kapitel 1 – Sarkoidose/Morbus Boeck (1984)**].

---

[47] *Net*Doctor: **Duodart wie lange ist Therapiedauer?** … Duodart ist ein potentes Kombinationsmedikament, da zwei unterschiedliche Wirkmechanismen vereint werden. Bei vielen entfaltet sich die volle Wirkung nach ca. 3 Monaten. Es ist sehr erfreulich, dass bei dir bereits nach einem Monat eine Besserung eingetreten ist. Trotz der Symptombesserung solltest du das Duodart so lange einnehmen, wie es dir dein Arzt verordnet hat. Ich könnte mir vorstellen, dass ihr nach 4 Monaten Therapie einen Auslassversuch probiert, aber bei vielen kehren die Symptome nach einer Weile zurück und das Medikament muss als Dauertherapie eingenommen werden oder man probiert eine Monotherapie unter „Tamsulosin" oder Dutasterid. Eine eigentliche Therapiedauer mit festgelegten Zeiten gibt es meines Wissens nicht., URL: http://board.netdoktor.de/beitrag/duodart-wie-lange-ist-therapiedauer.176819/

[48] Onmeda.de: **Inhalationsnarkose:** Bei einer reinen Inhalationsnarkose leitet der Arzt dem Patienten die Narkosegase (Inhalationsanästhetika) zunächst über eine Gesichtsmaske zu. Wenn der Patient schläft, führt der Arzt die Narkose entweder über eine Kehlkopf- oder Gesichtsmaske fort oder er führt einen Beatmungsschlauch (Tubus) über Mund oder Nase in die Luftröhre ein (sog. Intubation). …, URL: https://www.onmeda.de/behandlung/vollnarkose-narkosearten-2372-3.html

Mit der Behandlung in dieser Gemeinschaftspraxis war ich eigentlich ganz zufrieden, wenn da nicht das Problem mit der Prostatabiopsie gewesen wäre – keine Lokalanästhesie im Angebot.

Im Netz konnte ich jedoch festgestellt, dass die Prostatabiopsie auch unter lokaler Betäubung (Lokalanästhesie) möglich ist.[49]

Deshalb habe ich mich für den 22.02.2018 in einer urologischen Praxis angemeldet, die die Prostatabiopsie unter lokaler Betäubung durchführt.

Ein Urologe klärte mich über die Durchführung, Schmerzen und Gefahren auf; wies auch darauf hin, dass es noch mehrere Tage nach dem Eingriff zu Nachblutungen (Urin und Kot) kommen kann. Außerdem erhielt ich ein Merkblatt, das ich mir zwischen den Arztgesprächen durchlesen sollte (Folgeseite).

---

[49] Österreichische Gesellschaft für Urologie …: **Die Prostatabiopsie – Wie ist die Vorgehensweise bei einer Prostatabiopsie?** – … Die Prostatabiopsie ist ein Eingriff, der keines stationären Aufenthalts in einem Krankenhaus bedarf. Eine Narkose ist in den meisten Fällen nicht erforderlich. Die Biopsie erfolgt über den Enddarm. Zuvor wird mit einem speziellen Mittel die Schleimhaut örtlich betäubt und gleitfähig gemacht. Die Nadel zur Entnahme der Gewebeprobe ist innen hohl und wird regelhaft mit dem Ultraschallgerät in den Enddarm geleitet. Der Urologe nimmt seinen Finger zur Kontrolle und Führung mit zur Hilfe. Die Treffsicherheit der Punktion wird durch die Verwendung des an die Punktionsnadel gekoppelten Ultraschallgerätes erheblich verbessert. …, URL: http://www.uro.at/patienten-informationen/patienten-ratgeber/54-die-prostatabiopsie.html

Diomed

Klinik/Praxis:

Gewebeentnahme aus der Prostata

(Stanzbiopsie)

Lieber Patient,

dieser Aufklärungsbogen dient der Vorbereitung des Aufklärungsgesprächs. Bitte lesen Sie ihn vor dem Aufklärungsgespräch aufmerksam durch und füllen Sie den Fragebogen gewissenhaft aus.

Warum ist die Gewebeentnahme (Prostatabiopsie) notwendig?

Voruntersuchungen weisen bei Ihnen auf eine krankhafte Veränderung der Prostata hin. Um eine Krebserkrankung ausschließen oder feststellen zu können, sollen Gewebeproben aus der Prostata entnommen werden. Das Gewebe wird anschließend im Labor untersucht. Dies ist die derzeit genaueste Methode für die Diagnose eines Prostatakrebses. Sogenannte bildgebende Verfahren wie Ultraschall, Magnetresonanztomographie (MRT) oder Computertomografie (CT) werden einzeln oder in Kombination oder ergänzend ebenfalls eingesetzt. Nach derzeitigem Kenntnisstand ersetzen diese Verfahren die Biopsie nicht.

Je nach dem Ergebnis dieser Untersuchung wird die geeignete Behandlung gewählt. Bei rechtzeitiger Diagnose lassen sich auch Krebserkrankungen der Prostata meist gut behandeln.

Wie wird die Gewebeentnahme durchgeführt?

In der Regel erfolgt die Gewebeentnahme mit einer Stanzbiopsie. Dazu sticht die Ärztin/der Arzt (im Folgenden nur der Arzt) eine dünne Hohlnadel entweder durch den Damm (transperineal, Abb. 1) oder über den Enddarm (transrektal, Abb. 2) an verschiedenen, festgelegten Stellen in die Prostata. Er entnimmt – meist unter Ultraschallkontrolle (ultraschallgesteuerte Punktion) – in der Regel zehn bis zwölf (in bestimmten Situationen auch mehr) Gewebeproben und lässt diese anschließend im Labor untersuchen.

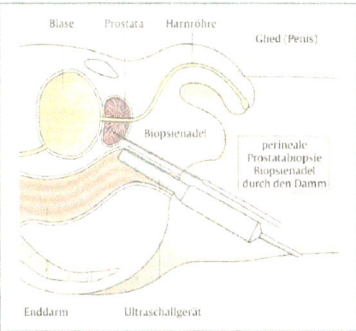

Abb. 1: Gewebeentnahme durch den Damm (perineal)

Die Biopsie wird unter örtlicher Betäubung durchgeführt. Auch eine kombinierte Gabe von Schmerz- und Beruhigungsmitteln (Analgosedierung) ist möglich, ebenso wie eine Vollnarkose oder Rückenmarknarkose (Spinalanästhesie). Sollte dies bei Ihnen geplant sein, werden Sie über die Verfahren und Risiken der Betäubungsverfahren gesondert aufgeklärt.

MRT-Ultraschall-fusionierte Biopsie: Moderne Bildgebungsverfahren wie die Magnetresonanztomographie können in Zweifelsfällen vor der Gewebeentnahme angewendet werden. Während der Biopsie werden die Untersuchungsbilder aus der MRT direkt in das Ultraschallgerät eingespielt und mit dem Ultraschallbild verbunden. Dies ermöglicht in besonderen Fällen eine gezieltere Gewebeentnahme aus verdächtigen Bereichen. Diese Methode ist nur in einigen Kliniken und bei speziellen Fällen möglich.

Diomed-Aufklärungssystem · Herausgeber: Prof. K. Ulsenheimer (Medizinrecht) · Grundungshrsg.: Prof. W. Weißauer · Fachgebietshrsg.: Prof. J. Steffens · Koherausgeber: Dr. J. Kranz · Autoren: Prof. Ch. Bomhof, Prof. J. Sökeland, Prof. M.C. Truß · Wiss. Illustrationen: Alle Rechte bei Thieme Compliance GmbH · Copyright 2017 by Diomed in Thieme Compliance GmbH · Am Weichselgarten 30 · 91058 Erlangen · Telefon 09131 93406-40 · Bestell-Fax 09131 93406-70
Red. 03/2017
PDF 03/2017
Bestell-Nr. 17005
www.thieme-compliance.de · Vervielfältigungen jeglicher Art, auch Fotokopieren, verboten. · UroD 5 · 03/2017 · Seite 1/6

(Seite 1 von drei ausgehändigten Seiten)

Der urologische Befund am 22.02.2018 ergab:

- Urinblase gut entleert; Blasenkatheter nicht erforderlich,

- Tastbefund der Prostata: ziemlich verhärtet, aber keine ausgeprägte Prostatavergrößerung.

Nach der Entnahme von Blut und Urin erhielt ich einen Termin für den 26.02.2018. Außerdem ein Rezept für „Levofloxacin Aurobindo 500 mg"[50] mit dem Hinweis, je eine Filmtablette drei Tage lang vor dem Eingriff (24., 25. und 26.02.) und zwei Tage nach dem Eingriff (27. und 28.02.2018) einzunehmen.

Am 26.02.2018 erfolgt die Prostatabiopsie in der Praxis nach Lokalanästhesie und dem Einführen eines Gleitmittels. Es wurden zehn Stanzproben aus der Prostata entnommen. Schmerzen hatte ich nicht – es war nur ein Zwicken zu verspüren.

Etwa 15 Minuten nach der Biopsie bin ich mit meinem Kfz ohne Probleme nach Hause gefahren (Entfernung ca. 17 km), obwohl mich der Arzt wiederholt darauf hingewiesen hat, dass ich mich ca. eine Stunde lang in der Praxis erholen soll.

Unmittelbar nach Entnahme der Stanzproben hatte ich Blut im Urin. Am folgenden Tag war aber kein Ausscheidungsblut mehr festzustellen.

Sehr schnell kam die Rechnung für die mikroskopische Untersuchung in Höhe von 1.234,53 €, „die mich fast vom Stuhl gehauen hätte". 1.234,53 € für die Untersuchung von zehn Stanzproben? Mit der Abrechnung durch meine Beihilfestelle und meiner privaten Krankenkasse gab es aber keine Probleme.

---

[50] APOTHEKENUMSCHAU: **Anwendungsgebiete von Levofloxacin Aurobindo 500mg Filmtabletten** – Das Arzneimittel enthält einen Wirkstoff mit der Bezeichnung Levofloxacin. Dieser gehört zu einer Gruppe von Arzneimittel-Wirkstoffen, die als Antibiotika bezeichnet werden. Levofloxacin ist ein „Chinolon"-Antibiotikum. Es wirkt, indem es die Bakterien tötet, die in Ihrem Körper Infektionen hervorrufen. Das Arzneimittel eignet sich zur Behandlung von Infektionen: ... der Harnwege, einschließlich Nieren und Harnblase, der Prostata, bei lange bestehender Infektion ..., URL: https://www.apotheken-umschau.de/Medikamente/Beipackzettel/Levofloxacin-Aurobindo-500mg-Filmtabletten-9673723.html

```
Patient   HUNSICKER - ERNST *23.02.1944

PE Prostata


Für die auf Veranlassung von ▓▓▓▓▓▓▓▓▓▓▓▓▓▓▓▓▓▓▓▓▓▓
am 26.02.2018 erfolgte mikroskopische Untersuchung erlauben wir uns,
entsprechend der Gebührenordnung für Ärzte -GOÄ-,
folgende Leistungen in Rechnung zu stellen:

                Einfach-                                      End-
Ziffer          satz                    Betrag  Sts         betrag

4800    10 mal      12,65               126,50 2,30         290,90
Histolog. Untersuchung und Begutachtung
eines Materials
4815    20 mal      20,40               408,00 2,30         938,40
Histologische Untersuchung und Begut-
achtung von Organbiopsien unter
Anwendung histochemischer oder
optischer Sonderverfahren
§10(3)                                                        5,23
Versand des Untersuchungsgutes

                                                           ========
                                Rechnungssumme  EUR 1234,53
```

Am 12.03.2018 wurde mir dann der für mich absehbare Befund der Prostatabiopsie mitgeteilt: Prostatakarzinom

Der Urologe hielt es für erforderlich, sofort mit einer Antihormontherapie[51] zu beginnen. Wegen der Nebenwirkungen[52] habe ich eine solche Therapie vorerst abgelehnt.

---

[51] Deutsche Krebsforschungszentrum (DKFZ): Behandlung bei Prostatakrebs, **Hormonelle Therapie und Hormonentzug Hormone stoppen, Tumorwachstum bremsen** Warum lässt sich das Tumorwachstum bei Prostatakrebs durch eine Hormonbehandlung bremsen? Wie gut wirkt die Therapie? Die heute zugelassenen Arzneimittel kann man bei einer ambulanten Behandlung bekommen, man muss dazu nicht ins Krankenhaus. Sie sind vergleichsweise gut verträglich, es gibt jedoch eine ganze Reihe von Nebenwirkungen, mit denen Patienten mit einem Prostatakarzinom rechnen müssen. ..., URL: https://www.krebsinformationsdienst.de/tumorarten/prostatakrebs/behandlung-antihormontherapie.php

[52] Vgl. Deutsche Krebsforschungszentrum (DKFZ): Libidoverlust und erektile Dysfunktion, Verlust der Zeugungsfähigkeit, Hitzewallungen, Brustschmerzen und Gynäkomastie, Gewichtszunahme, Muskelabbau, Knochenschwund, Blutarmut, Beeinträchtigung der Konzentrationsfähigkeit, Weitere Nebenwirkungen in der Diskussion ..., URL: https://www.krebsinformationsdienst.de/tumorarten/prostatakrebs/behandlung-antihormontherapie.php#inhalt17

Begutachtungsbericht: (Auszug)

50

ma diffus immer wieder werden die vollständigen Stanzanteile durch Tumor-
formationen eingenommen. z. T. zeigt der Tumor auch eine perineurale Ausdehnung.

Diagnose und Beurteilung:
Formationen eines invasiven, teils in mikroglandulären, teils diffus infil-
trativ ausgebreiteten Adenokarzinoms der Prostata in
Fraktion 1, rechts basal zentral, 80 % der Stanze, kontinuierliche Tumor-
ausdehnung 6 mm, Gleason 4 + 3 (30 %) = 7.
Fraktion 2, rechts basal, 100 % der Stanze, kontinuierliche Tumorausdehnung
15 mm, Gleason 4 + 4 = 8
Fraktion 3, rechts Mitte, 100 % der Stanze, kontinuierliche Tumorausdehnung
12 mm, Gleason 4 + 5 (40 %) = 9.
Fraktion 4, rechts apikal, 100 % der Stanze, kontinuierliche Tumorausdehnung 12 mm, Gleason 4 + 5 (40 %) = 9.
Fraktion 5, rechts apikal zentral, 100 % der Stanze, kontinuierliche Tumorausdehnung 10 mm, Gleason 4 + 4 = 8
Fraktion 6, links basal zentral, 100 % der Stanze, kontinuierliche Tumorausdehnung 14 mm, Gleason 4 + 5 (30 %) = 9
Fraktion 7, links basal, 40 % der Stanze, kontinuierliche Tumorausdehnung
5 mm, Gleason 4 + 4 =8
Fraktion 8, links Mitte, 30 % der Stanze, kontinuierliche Tumorausdehnung
4 mm, Gleason 4 + 4 = 8
Fraktion 9, links apikal, 80 % der Stanze, kontinuierliche Tumorausdehnung
10 mm, Gleason 5 + 4 (30 %) = 9.
Fraktion 10, links apikal zentral, 5 % der Stanze, kontinuierliche Tumorausdehnung 0,8 mm, Gleason 5 + 5 = 10, Pn1

Tumorklassifikation: T1c, G3, Pn1
ICD-O-3: M 8140/3
Grade Group 4

Dieser Befund ist nach den gesetzlichen Richtlinien (§4 Abs. 1 GEKN) melde-
pflichtig und wurde verschlüsselt an das EKN weitergeleitet.

Ich erhielt zwei Überweisungsscheine für weitere Untersuchungen, und
zwar:

- Skelettszintigrafie [53]

Wie läuft eine Skelettszintigrafie ab?
Für eine Skelettszintigrafie sollte der Patient ungefähr fünf Stunden Zeit mitbringen. Er braucht sich nicht speziell vorzubereiten. Es ist auch nicht nötig, vorher zu fasten.
Zuerst spritzt der Arzt die radioaktive Substanz in die Armvene. Hat er eine sogenannte Mehrphasen-Skelettszintigrafie geplant, zeichnet er sofort nach dem Spritzen der Substanz Frühaufnahmen von der sogenannten Perfusionsphase auf, die die Durchblutung des Knochens zeigen. In den nächsten zehn Minuten erfasst er mit der Gammakamera Bilder von der Blutpoolphase (Abbild des Blutvolumens im Knochen).
Dann heißt es für den Patienten: Warten und Flüssigkeit trinken, mindestens einen Liter. Denn durch die Steigerung der Nierenfunktion und Blasenentleerung scheidet der Patient die Substanz aus, die sich nicht am Knochen abgelagert hat. Dadurch verringert sich die Strahlenbelastung, und auch die Bildqualität profitiert von der Flüssigkeitsaufnahme. Erst nach zwei bis vier Stunden erfolgt dann die Hauptaufnahme in der sogenannten Spätphase, die den Knochenstoffwechsel darstellt. Die Aufzeichnung dieser Bilder dauert nochmal bis zu einer Stunde. Dabei sollte der Patient so still wie möglich liegen, um die Aufnahmen nicht zu verwackeln. …

Welche Risiken bestehen bei einer Knochenszintigrafie?
Die benötigte Menge der gespritzten Substanz ist extrem klein. Deshalb sind auch schwerere allergische Reaktionen darauf kaum bekannt. In sehr seltenen Ausnahmefällen kommen leichte Reaktionen wie Hautausschlag und Juckreiz vor.
Die Strahlenbelastung ist typischerweise geringer als beispielsweise bei einer Computertomografie oder einem Herzkatheter. Ein Teil der radioaktiven Teilchen zerfällt im Körper und sendet die Gammastrahlung nach draußen, der restliche Teil wird mit dem Harn über die Nieren wieder ausgeschieden. Deshalb ist es auch nach dem Ende der Untersuchung ratsam, möglichst viel Flüssigkeit zu trinken und Wasser zu lassen. Wer auf die Trinkmenge achten muss, zum Beispiel wegen einer Herz- oder Nierenkrankheit, sollte das Vorgehen mit seinem Arzt besprechen. …[54]

---

[53] APOTHEKENUMSCHAU: Mit der **Skelettszintigrafie** kann der Arzt erkennen, ob in den Knochen zum Beispiel eine Entzündung oder ein Tumor vorliegt. …, URL: https://www.apotheken-umschau.de/Skelettszintigrafie (Beratender Experte: *Professor Michael Schäfers*, Direktor der Klinik für Nuklearmedizin, Universitätsklinikum Münster, Quelle: Deutsche Gesellschaft für Nuklearmedizin e.V., Bares R: Leitlinie für die Skelettszintigraphie. Online: www.nuklearmedizin.de/leistungen/leitlinien/html/sekelett_szin.php?navId=53 (Abgerufen am 22.11.2016))
[54] APOTHEKENUMSCHAU: **So läuft eine Knochenszintigrafie ab**, a.a.O.

- CT-Torax/Abdomen[55]

Das Verfahren

Die Computertomographie zählt zu den nicht invasiven, das heißt nicht in den Körper eindringenden, bildgebenden röntgendiagnostischen Verfahren. Der Körper bzw. der zu untersuchende Körperteil wird Schicht für Schicht mit einer schnell rotierenden Röntgenröhre dargestellt. Ein Computer misst dabei die Abschwächung der Röntgenstrahlen beim Durchtritt durch den Körper und ermittelt daraus ein ausführliches Bild des zu untersuchenden Körperabschnittes.

Das Prinzip der CT (Computertomographie) ist es, die Dichteunterschiede der verschiedenen Gewebe darzustellen. So hat zum Beispiel Wasser eine andere Dichte als Luft oder Knochen, was sich in unterschiedlichen Graustufen ausdrückt. Zur noch besseren Differenzierung der Gewebsarten kann dem Patienten zudem ein **Kontrastmittel** verabreicht werden. Es handelt sich hierbei um jodhaltiges Kontrastmittel. Gesundes Gewebe nimmt Kontrastmittel in anderer Geschwindigkeit auf als ein krankes Gewebe wie z. B. Krebs. Die Untersuchung dauert mit modernsten Geräten nur wenige Minuten, d. h. der Abtastvorgang sogar nur wenige Sekunden, sodass der Patient bei dem Untersuchungsgang die Luft anhalten kann und Bewegungsartefakte (Hinweis: Störungen im MRT-Bild) unmöglich werden. ...

Die Computertomographie des Abdomens wird heute routinemäßig bei vielen Indikationen eingesetzt, da sie ein schnelles und sehr aussagekräftiges diagnostisches Verfahren darstellt.[56]

---

[55] DocMedicus: **Abdomen-CT** Die Computertomographie des Abdomens (Synonyme: CT-Abdomen; Abdomen-CT) bezeichnet ein radiologisches Untersuchungsverfahren, bei dem das Abdomen (Bauchraum) mit seinen Organen mit Hilfe der Computertomographie CT) untersucht wird. Indikationen (Anwendungsgebiete): Tumoren im Bereich des Abdomens (Bauchraums) wie Magenkarzinom, Pankreaskarzinom (Bauchspeicheldrüsenkrebs), Leberkarzinom, Nierentumoren, Nebennierentumoren ..., URL: http://www.gesundheits-lexikon.com/Medizingeraetediagnostik/Speiseroehre-Magen-Darm/Abdomen-CT.html

[56] DocMedicus: a.a.O.

Ich erhielt noch den Hinweis, dass ich mich im Netz unter „S-3-Leitlinie Prostatakarzinom" weiter informieren kann:

„Interdisziplinäre Leitlinie der Qualität S3 zur Früherkennung, Diagnose und Therapie der verschiedenen Stadien des Prostatakarzinoms Kurzversion 4.0 – Dezember 2016 AWMF-Register-Nummer 043/022OL"
(Leitlinie – Kurzversion, 105 Seiten)[57]

Noch ein paar Hinweise bzw. Feststellungen:

- Nach der Einnahme von „DUODART 0,5 mg/0,4 mg" – beginnend Anfang Januar 2018 – hatte ich einen starken Harndrang und konnte Tag und Nacht auch jeweils Urin in kleineren Mengen abgeben, was mehr als lästig ist – aber immer noch besser als ein „Blasen-Katheter-Leben". Nach Auskunft des „Klinik-Urologen" sollte ich weiterhin dieses Medikament einnehmen (12.03.2018).
- Einige Tage nach der Einnahme von „DUODART" hatte ich großen Durst auf fettarme Milch (1,5 % Fett) und Buttermilch, sodass ich täglich reichlich davon getrunken habe.
- Hinzu kam ein Heißhunger auf Weintrauben und Bananen.
- Am 21.03.2018 bin ich nach langer Zeit mal wieder mit dem Rad gefahren (24 km) und merkte erhebliche Einschränkungen. Im vorletzten Sommer (2017) konnte ich noch problemlos und locker gut 100 km an einem Nachmittag fahren. Ich führe diese Einschränkung und weitere Einschränkungen (allgemeine Kraftlosigkeit, Gliederschmerzen, Kopfschmerzen, spröde Haut an den Fingern, starke Verstopfung, erhebliche Gewichtszunahme von 7 kg innerhalb weniger Tage auf das Nichtwirken von „DUODART 0,5 mg/0,4 mg" zurück (Harnrückstau).
- Der Urologe stellte einen Harnrückstau bis in die Nieren fest, was als besorgniserregend galt. Spätere Untersuchungen haben aber ergeben, dass sich die Nieren erholt hatten.
- Seit dem 27.03.2018 nehme ich wieder „Tamsulosin – 1 A Pharma" ein, da ich dieses Medikament wesentlich besser vertrage als „DUODART".
- Am 27.03.2018 erhielt ich erneut einen transurethralen Blasenkatheter mit der Folge, dass ich die Blase entleeren konnte (alle drei bis vier Stunden); außerdem nahm ich innerhalb von drei Tagen ca. 8 kg ab.

---

[57] URL: http://www.awmf.org/uploads/tx_szleitlinien/043-022OLk_S3_Prostatakarzinom_2016-12.pdf

Da Vinci Prostatektomie[58]

Von verschiedenen Seiten habe ich von dieser OP-Methode [Minimalinvasive Entfernung (daVinci®-Methode) der Prostata bei bösartigen Erkrankungen] nur Gutes gehört, die u.a. im
St. Antonius-Hospital Gronau
Urologie, Kinderurologie & urologische Onkologie
D-48599 Gronau
durchgeführt wird.

Ich habe mich für ein Beratungsgespräch angemeldet (23.04.2018), musste daraufhin etliche Fragebogen ausfüllen und erhielt auch schon einen möglichen OP-Termin (11.05.2018), sofern ich mich für eine OP entscheiden würde.

Dieses und ein weiteres Beratungsgespräch am 14.05.2018 führten zu dem Ergebnis, dass eine Prostata-OP keinen Erfolg verspricht, aber eine Inkontinenz wahrscheinlich ist. Auch der mich behandelnde Urologe in Osnabrück hielt gar nichts von einer solchen OP.

Ein früherer Arbeitskollege, zu dem ich großes Vertrauen habe, berichtete mir von seiner Prostataerkrankung und dem Medikament „Zoladex", bei

---

[58] Center for Robotic Medicine Germany (CRMG) - Da Vinci® Zentrum Gronau: Im Center for Robotic Medicine Germany (CRMG) arbeiten verschiedene Kliniken unseres Hauses zusammen, die sich bei verschiedenen operativen Leistungen der Hilfe allermodernster medizinischer Systeme bedienen. Das CRMG ist eines der modernsten Zentren für roboterassistierte Chirurgie in Deutschland und mit insgesamt vier **da Vinci®-Systemen** das größte Zentrum für roboterassistierte Chirurgie in Europa. Eine interdisziplinäre Nutzung in dieser Form, verbunden mit gemeinsamen Qualitätstandards, Aus- und Fortbildungseinrichtungen, sowie einer hochmodernen Geräteaufbereitung, ist in Deutschland und Europa bisher einzigartig. Als eine der ersten Kliniken in Deutschland haben wir diese Technik 2006 eingeführt und bislang rund 10.000 Operationen roboterassistiert durchgeführt. Die wesentlichen Vorteile der roboterassistierten Chirurgie sind:
- schonende und hochpräzise minimal-invasive Operationen
- reduzierte Komplikationsrate
- geringeres Infektionsrisiko
- Möglichkeit des organerhaltenden Operierens
- nervenschonendes Verfahren
- geringerer Blutverlust
- geringere Schmerzen
- schnellere Mobilität
- kürzerer Krankenhausaufenthalt,
URL: http://www.st-antonius-gronau.de/index.php/crm-gronau.html

dem es sich exakt um „Zoladex Depot 10.8 mg – Implantat"[59] handelt. Im Prinzip geht es um eine Hormontherapie.

Ich habe diesbezüglich viel gegoogelt und bin dabei immer wieder auf alle möglichen Nebenwirkungen gestoßen:

Mögliche Nebenwirkungen

Bei „Zoladex 10,8 mg" beruhen die Nebenwirkungen auf zwei Umständen:

- Bevor der Hormonwert absinkt, steigt er zunächst für einige Tage an. Dadurch können bestehende Beschwerden kurzfristig verstärkt werden.
- Die anschließende Absenkung des Hormons (Testosteron) kann unangenehme Begleiterscheinungen zur Folge haben.

Diese sind normalerweise kein Grund, die Behandlung mit „Zoladex 10,8 mg" abzubrechen. Weitere Angaben hierzu finden Sie auch unter Abschnitt 2.2 „Warnhinweise und Vorsichtsmaßnahmen".

Sehr häufig:

- Abnahme der Libido (Sexualtrieb),
- Hitzewallungen,
- Schwitzen,
- Potenzverlust

Häufig:

- Beeinträchtigung der Blutzuckertoleranz (als Diabetes mellitus oder als Entgleisung des Blutzuckerspiegels bei bestehendem Diabetes mellitus, siehe auch Abschnitt 2.2),
- Missempfindungen, z. B. Kribbeln und Taubheitsgefühl,
- Pressung und Quetschung am Rückenmark,
- Blutdruckveränderungen wie zu niedriger oder zu hoher Blutdruck,
- Ausschlag,
- Knochenschmerzen,
- Brustwachstum,

---

[59] **Zoladex Depot 10,8 mg - Implantat** - Was ist es und wofür wird es verwendet? Zoladex kann eine krankhafte Ausbreitung hormonabhängiger Gewebe in ihrem Wachstum hemmen oder sogar rückgängig machen. Beim Mann führt Zoladex zur Senkung des männlichen Hormons Testosteron, bei der Frau zur Senkung des weiblichen Hormons Östradiol. Zoladex 10,8 mg wird angewendet: bei hormonabhängigem Prostatakrebs. ..., URL: https://medikamio.com/de-at/medikamente/zoladex-depot-108-mg-implantat/pil

- lokale Reaktionen an der Einstichstelle (z. B. Rötung, Schmerzen, Schwellung, Blutung),
- Abnahme der Knochendichte (siehe auch Abschnitt 2.2),
- Herzleistungsschwäche, Herzinfarkt (siehe auch Abschnitt 2.2),
- Gewichtszunahme,
- Stimmungsschwankungen, Depressionen

Gelegentlich:

- Überempfindlichkeitsreaktionen,
- Gelenkschmerzen,
- Harnleiterverlegung (erschwertes Wasserlassen),
- Spannungsgefühl der Brust

Selten:

- Anaphylaktische Reaktionen (Allergie vom Soforttyp mit Beschwerden wie z. B. Hautauschlag und einer Schwellung der Schleimhäute im Mund- und Rachenraum mit Atemnot)

Sehr selten:

- Geschwulst der Hirnanhangdrüse (Hypophysentumor),
- Blutung in der Hirnanhangdrüse,
- psychotische Erkrankungen

Nicht bekannt:

- Haarausfall
- Änderungen im EKG (QT-Verlängerung)

Während der Behandlung mit Zoladex 10,8 mg können Blutdruckveränderungen wie zu niedriger oder zu hoher Blutdruck auftreten. Diese Veränderungen sind üblicherweise vorübergehend und verschwinden entweder während der Behandlung oder nach Therapieende. Nur selten sind medizinische Maßnahmen bis hin zum Behandlungsabbruch erforderlich.

Die Nebenwirkung Ausschlag ist im Allgemeinen leicht und geht oft ohne Unterbrechung der Behandlung zurück.

Hitzewallungen und Schwitzen: Gelegentlich können diese Nebenwirkungen für einige Zeit (möglicherweise Monate) nach Absetzen von Zoladex 10,8 mg fortbestehen.

Zu Behandlungsbeginn kann bei Männern häufig eine vorübergehende Verstärkung bestimmter Krankheitsanzeichen wie z. B. Knochenschmerzen auftreten, die symptomatisch behandelt werden kann. ...[60]

Nach Kenntnis dieser Nebenwirkungen war ich erst einmal bedient. Mein Kollege hat mich aber beruhigt, indem er darauf hinwies, dass er seit fünfzehn Jahren dieses Implantat gespritzt bekommt und so gut wie keine Nebenwirkungen verspürt (insbesondere keine Gewichtszunahme, hin und wieder leichte Hitzewallungen).

Ich war jetzt also ein wenig beruhigt und bin mit einer anderen Einstellung zu dem Ergebnis „Hormontherapie" – also „Zoladex 10,8 mg" – gekommen.

Am 29.05.2018 bekam ich dann das erste „Zoladex Depot 10,8 mg – Implantat" in die Bauchdecke gespritzt (schmerzfrei).

Zusätzlich musste ich für zehn Tage täglich eine Tablette „Bicalutamid – 1 A Pharma 50 mg Filmtablette" einnehmen. Auch hierzu reichlich Nebenwirkungen, die unter „1 A Pharma GmbH – Fachinformation" zu finden sind[61].

Da ich immer noch Probleme mit dem „Wasserlassen" hatte, erhielt ich am 29.05.2018 wieder einen transurethralen Dauerkatheter (Entleerung der Blase erfolgt hierbei über den Harnweg). Der mich behandelnde Urologe wies darauf hin, dass nach ein paar Wochen dank „Zoladex" ein Katheter wahrscheinlich nicht mehr erforderlich sei. So geschah es dann auch: Am 25.06.2018 wurde der Katheter endgültig entfernt. Halleluja!

Am 21.08.2018 erhielt ich das zweite „Zoladex Depot 10,8 mg – Implantat" gespritzt, am 27.11.2018 das dritte.[62]

Am 27.11.2018 wurden zusätzlich mein Blutdruck kontrolliert (140 zu 80) und Blut zur Bestimmung des PSA-Wertes abgenommen. Der PSA-Wert interessiert mich nicht so sehr.

---

[60] Zoladex® 10,8 mg Fertigspritze mit Sicherheitssystem mit Implantat zur s.c. Injektion, URL: https://www.patienteninfo-service.de/a-z-liste/xyz/zoladexR-108-mg-fertigspritze-mit-sicherheitssystem-mit-implantat-zur-sc-injektion/#4
[61] URL: http://www.1a-files.de/pdf/fi/2017_03_bicalutamid_1a_50_mg_fi.pdf
[62] Nach Auskunft des mich behandelnden Urologen muss ich bis zu meinem Lebensende Zoladex gespritzt bekommen.

Ich bekam einen neuen Termin für den 22.02.2019 (anstehendes Zoladex-Implantat) und erhielt den ärztlichen Hinweis auf ein danach folgendes „volles Programm" (bedeutet wohl Skelettszintigrafie, CT-Torax/Abdomen). Das habe ich zur Kenntnis genommen. Nach reiflicher Überlegung werde ich dazu nicht einwilligen. Ich fühle mich gut (Anfang 2019) und die Ergebnisse dieser Untersuchungen – sollten sie negativ ausfallen – würde mein Wohlbefinden erheblich beeinträchtigen.

Ach ja: Die mich behandelnden bzw. beratenen Urologen rieten neben der Hormontherapie auch zur weiteren Therapien (Strahlen-, Chemo-), worauf ich mich aber nicht eingelassen habe und auch nicht einlassen werde.[63]

Seit dem 25.06.2018 komme ich ohne Katheter bestens klar, und ich kann regelmäßig „Wasser lassen". Nachts muss ich allerdings ein- bis zweimal zur Toilette und es tritt jeweils reichlich Urin aus.

Das Radfahren macht mir wieder großen Spaß und ich fahre 100 km locker in gut fünf Stunden. Während der Einnahme von „DUODART" war ich immer müde und schlapp, sodass ich bereits nach 24 km Radfahren total kaputt war.

Nebenwirkungen bisher: So gut wie keine – bis auf ein- bis zweimal „Wasserlassen" zur Nachtzeit. In Stresssituationen kommt es hin und wieder zu leichten Wallungen (leichte Wärmezunahme ohne Schweißausbrüche). Aufpassen muss ich mit dem Essen, da ich „rund um die Uhr" Appetit habe.

---

[63] Vgl. **Den Krebs besiegt – aber was kommt dann?** Viele Therapien bringen schwerwiegende Spätfolgen mit sich BERLIN/MAINZ In der Bundesrepublik leben nach Zahlen des Zentrums für Krebsregisterdaten mehr als eine Millionen Menschen, die ihre Krebsdiagnose um mindestens zehn Jahre überlebt haben … Auch wenn ein Viertel der Mitglieder als krebsfrei gelte, berichten viele über Spätfolgen: Sie seien weniger leistungsfähig, klagten über Schwindel, Erschöpfung und Empfindungsstörungen in Armen und Beinen …Die Oberärztin (Onkologin *Georgia Schilling*), die an der Asklepios-Klinik Altona … stimmen die Fortschritte in der Krebstherapie erst einmal optimistisch. Trotzdem seien sie ein zweischneidiges Schwert. „Wir verkaufen uns den Erfolg mit Nebenwirkungen", sagt sie. Wenn Chemo-Immuntherapie und Bestrahlung kombiniert würden, komme am Ende ein Cocktail aus Nebenwirkungen zusammen, die die Patienten auch nach der Krebserkrankung nicht loswürden und die diese einschränkten. … , in: Neue Osnabrücker Zeitung vom 04.02.2019, S. 26 (GUT ZU WISSEN)

Fazit hierzu:

Der in den 1980er Jahren festgestellte erhöhte PSA-Wert hat mich nicht beunruhigt. Kontrolluntersuchungen, wie von dem mich behandelnden Urologen vorgeschlagen, sind nicht erfolgt.

Erst 2011 – also ca. 25 Jahre später – wurde durch ein großes Blutbild, das mein Hausarzt vorsorglich veranlasst hat, ein erhöhter PSA-Wert (11.41 ng/ml) festgestellt.

Der im Anschluss aufgesuchte Urologe besprach mit mir Behandlungsmethoden (Bestrahlung, Antihormontherapie), die ich aber fürs erste abgelehnt habe.

Erst im April 2017 traten Symptome einer Prostataerkrankung auf (starker Harndruck, aber erhebliche Probleme beim „Wasserlassen").

Der mich daraufhin behandelnde Urologe verschrieb mir Retardtabletten („Tamsulosin – 1 A Pharma 0,4 mg"), mit denen ich bis Ende 2017 einigermaßen klarkam.

Dann aber wieder starker Harndruck und erhebliche Probleme beim „Wasserlassen".

Anfang Januar 2018 erhielt ich Hartkapseln („DUODART 0,5 mg/0,4 mg"), die ich aber überhaupt nicht vertragen habe (erhebliche Nebenwirkungen, weiterhin Probleme beim „Wasserlassen") – daraufhin ab 27.03.2018 wieder Wechsel zu „Tamsulosin" und zusätzlich ab dem 29.05.2018 „Zoladex Depot 10,8 mg – Implantat".

Da die MRT-Untersuchung bereits Hinweise auf ein Prostatakarzinom ergeben hatte (später bestätigt durch eine Prostatabiopsie), wird diese Krebskrankheit mein verbleibendes Leben bestimmen.

Aber:
- Über Jahrzehnte konnte ich ohne jegliche Einschränkungen ohne fachärztliche Behandlungen mit „verdächtigen" PSA-Werten leben.
- „Tamsulosin" und „Zoladex Depot 10,8 mg - Implantat" haben schlussendlich dazu geführt, dass ich mich wieder wohler fühle und fast zu alter Leistungsstärke zurückgefunden habe.

Unabhängig voneinander habe ich zwei Urologen (Osnabrück, Gronau) befragt, ob sich stundenlanges Radfahren auf meine Prostataerkrankung negativ auswirkt. Beide Ärzte erklärten, dass ich ohne Bedenken stundenlang im Sattel sitzen kann und auch darf.

Der Feind im Innern

Wie ein Osnabrücker seit 17 Jahren mit Prostatakrebs lebt

Osnabrück/ Berlin. Prostatakrebs ist nach wie vor die häufigste Krebserkrankung bei Männern in Deutschland. Die relative Zehn-Jahre-Überlebensrate liegt laut Robert-Koch-Institut bei 90 Prozent. Der Osnabrücker Wolfgang Klimm lebt seit 17 Jahren mit der Diagnose und geht seit der Zeit durch Höhen und Tiefen.

Alles begann, als Wolfgang Klimm im Frühjahr 2002 zur Routinekontrolle ging. Der Wert zur Bestimmung des prostataspezifischen Antigens (PSA) war bei der Früherkennung erhöht, lag aber gerade noch so im Grenzbereich. Der Urologe beruhigte Klimm zunächst noch: Er sei mit seinen 51 Jahren eigentlich zu jung für Prostatakrebs und solle erst einmal abwarten. Doch wenige Tage später habe der Mediziner ihn angerufen. Er wollte sicherheitshalber doch noch eine Biopsie machen.

Diagnose mit 51

Klimm ließ sich Gewebeproben aus der Prostata stanzen und wartete auf das Ergebnis vom Pathologen. „Das Ergebnis ist positiv", teilte man ihm kurze Zeit später mit. Super, dachte sich der Sutthauser und war der Meinung, dass dann ja alles gut sei. „Nein, das Testergebnis ist positiv", klärte ihn der Arzt am Telefon auf. „Ich saß damals in meinem Büro. Gefühlt war das der Hammer, das kann man gar nicht beschreiben", berichtet Klimm, während er auf die Zeit vor 16 Jahren zurückblickt. Prostatakrebs – ein Begriff, der vorher in seinem Sprachgebrauch keine Verwendung gefunden hatte. Ein Begriff, mit dem er sich nie beschäftigt hatte. "Wie in Trance" habe er an dem Tag seine Arbeit erledigt.

Die Ärzte rieten ihm zu einem umgehenden operativen Eingriff, um die Prostata zu entfernen. Den Tumor hielten sie für nicht so aggressiv. Klimm vertraute dem ärztlichen Rat, hielt die OP damals für alternativlos. 14 Tage lag er im Krankenhaus, sah die zahlreichen Schläuche in seinem Körper, den Katheter. Er kämpfte mit den Schmerzen und der Angst vor Blaseninkontinenz oder Impotenz, beides Risiken einer solchen Operation. Die erste Woche sei es ihm damals richtig schlecht ergangen, der chirurgische Eingriff hatte ihn, wie er sagt, aus den Socken gehauen. „Doch nach drei Wochen kam ich wieder auf die Beine und auch meine größte Angst inkontinent zu sein, bewahrheitete sich nicht. Alles funktionierte und ich hoffte darauf, dass jetzt wieder alles gut wird."

Schwerer Motorradunfall
Es folgte eine Anschluss-Heilbehandlung. Der einen tödlichen Gefahr vorerst entronnen, folgte eine weitere: Klimm und seine Frau verunglückten schwer mit dem Motorrad, schwere Operationen waren notwendig. Doch sie überlebten.
Jetzt muss es im Leben doch wieder aufwärts gehen – hätte man meinen können. Doch das Schicksal spielt nach seinen eigenen Regeln. Im Spätherbst 2003, ein knappes halbes Jahr nach der Tumorentfernung, gingen die PSA-Kurvenwerte erneut nach oben: Der Krebs war zurück. Seine kastaniengroße Prostata hatte Klimm mittlerweile zu einem Institut nach Berlin geschickt, er wollte eine genauere Bewertung. Das Ergebnis: Der Krebs war aggressiver als ursprünglich angenommen.

Extreme Nebenwirkungen
Nun hatte sich ein Rezidiv an der Schnittstelle gebildet, dort, wo die sekretbildende Drüse Monate zuvor nervenschonend entfernt worden war. Es folgte eine Strahlentherapie über zwei Monate, es war eine Therapie mit extremen Nebenwirkungen. „Die Bestrahlung ist schmerzfrei und eigentlich spürst du auch gar nichts. Du hörst nur Klopfgeräusche", sagt Klimm. Die ersten zwei Wochen nach der Bestrahlung ging er noch regelmäßig ins Büro. Doch nach drei Wochen war sein Körper „fertig", die Leiden fingen an. Er konnte kaum mehr auf den Beinen stehen, war extrem müde. „Die Sache zog mich runter. Trotzdem verpasste ich keinen beruflichen Termin und kämpfte, obwohl ich von morgens bis abends hätte heulen können."
Es war damals der Moment, wo auch ein gestandener Mann sich in eine stille Kammer zurückzog und seinen Tränen freien Lauf ließ. „Eine große Hilfe in der Zeit war meine Frau, meine Familie und mein bester Freund aus der Nachbarschaft. Sie waren immer da, wenn ich sie brauchte."
Klimm, der jahrelang im Stadtrat gesessen hatte, zog sich aus der Politik zurück und gründete 2004 die Selbsthilfegruppe für Prostataerkrankte. Bis heute bekommt er zwei bis drei Anrufe pro Woche von ebenfalls Erkrankten.

„Ich werde den Krebs nicht mehr los"
Gut fünf Jahre ging alles gut, die Werte waren in Normbereich, der Krebs schien besiegt. Dann, im Jahr 2009, zeigte sich wieder eine Aktivität. Die Krebsparameter steigen seit Jahren wieder langsam und kontinuierlich an. „Ich werde den Krebs nicht mehr loswerden, er ist ein ungewollter Mitbewohner in meinem Inneren. Ich will ihn nicht und ich will ihn bekämpfen. Dafür muss ich mich intensiv über meinen Gegner informieren", gibt sich Klimm kämpferisch.

Er studierte all die Jahre akribisch jeden medizinischen Bericht, las ungeheuer viel über die Krankheit. Das Wissen beruhigt ihn und vermittelte ihm das Gefühl, dass er zwar nicht restlos geheilt werden, das Zellwachstum aber vielleicht in den Griff bekommen kann. „Bei mir handelt es sich um einen größeren, sogenannten „Haustierkrebs" – vielleicht vergleichbar mit einem Bernhardiner –, der langsam und nicht schnell und aggressiv wie ein Raubtierkrebs wächst", erklärt er und fügt hinzu: „Irgendwann werde ich eine Hormontherapie starten. Den Zeitpunkt bestimme ich selbst. Und sollte ich sterben, dann nicht an dem Krebs, sondern mit dem Krebs."

Eine halbe Million Männer erkrankt
Alleine in Deutschland leben mindestens eine halbe Million mit der Diagnose Prostatakarzinom, der bei Männern am häufigsten diagnostizierten Krebserkrankung. Der Tumor entwickelt sich oft sehr langsam, daher stellt sich für Betroffene nach der Diagnose die entscheidende Frage: Sofort invasiv behandeln und operieren? Oder erst einmal abwarten und die weitere Entwicklung sorgfältig überwachen? Um die richtige Entscheidung zu treffen, muss jedoch zunächst differenziert werden zwischen aggressiven und weniger invasiven Tumoren.

Um die Basis für die richtige Therapieentscheidung zu verbessern, forscht Professor Thorsten Schlomm, Klinikdirektor für Urologie an der Berliner Charité, mit deutschen und internationalen Arbeitsgruppen seit Jahren an der individualisierten Krebstherapie. Das Verständnis von genetischen Veränderungen in den Tumorzellen führt dabei zu Erkenntnissen, die heute immer maßgeschneidertere Therapieoptionen eröffnen. Durch die Untersuchungen kann eine Prognose abgegeben werden, wie aggressiv der Tumor ist, beziehungsweise wie er sich entwickeln wird. „Erst zielen, dann schießen", erklärt Schlomm, wie anhand der Informationen gezielt medikamentös die gestörten genetischen "Pathways" – die zum Tumorwachstum führen – repariert oder reguliert werden. „Die Erfolge mit den neueren Medikamenten aus der genetischen Präzisions-Therapie sind bereits sehr gut. Allerdings können wir diese Therapien bislang nur in Studien durchführen."

Rat zur Vorsorge, spätestens ab 45
Das wollen die Forscher jetzt ändern und die genetische Testung und Therapie für alle nutzbar machen. Dafür bauen sie mit Ärzten aus Berlin-Brandenburg das Netzwerk „Hauptstadt-Urologie" auf und möchten „universitäre Spitzenmedizin in jedem Winkel des Landes". Schlomm rät allen Männern ab 45 Jahren zur Vorsorge, bei Krebsvorerkrankungen in der Familie sogar schon ab 40 Jahren. „Kurioserweise erkennt man ein Karzinom nicht von alleine, es gibt keine Frühsymptome", berichtet der Mediziner. Selbst wenn der PSA-Wert nicht erhöht sei, könne nicht generell ein Prostatakarzinom ausgeschlossen werden.

Das bestätigt auch Professor Hermann van Ahlen vom Klinikum Osnabrück: "In einigen Fällen sind gerade die aggressivsten Tumorformen dadurch gekennzeichnet, dass sie sehr wenig PSA produzieren." Neben dem Screening-Wert empfiehlt er im Rahmen der Vorsorge die Tastuntersuchung, Ultraschall und andere Faktoren zur Früherkennung. "Bei entsprechend früher Diagnose können heute über 90 Prozent der betroffenen Patienten von ihrer Erkrankung geheilt werden."

Zur Sache

Prostatakrebs
Prostatakrebs ist die häufig diagnostizierte Krebserkrankung bei Männern, jedes Jahr kommen bundesweit knapp 67.000 neu entdeckte Fälle hinzu. Die aktuelle relative Fünf-Jahres-Überlebensrate für Männer mit Prostatakrebs beträgt im Durchschnitt 91 Prozent. Die Faktoren zum Ausbruch der Krankheit liegen in vererbbaren Genveränderungen, im Testosteron oder in den für die Gensynthese relevanten Enzymen. Ärzte unterscheiden zwischen dem weniger aggressiven und oft langsam wachsenden Tumor und dem aggressiven Tumor, der metastasiert und schnell tödlich sein kann. Vor einer Biopsie ist laut Professor Thorsten Schlomm, Klinikdirektor für Urologie an der Berliner Charité, oft ein MRT zu empfehlen.

Auch Wolfgang Klimm weist auf die Wichtigkeit der regelmäßigen Vorsorgeuntersuchungen hin und rät Betroffenen „sich nicht verrückt machen zu lassen", sich gegebenenfalls eine Zweitmeinung einzuholen. Außerdem weiß er: „Krebs und Gesundung hängen viel mit der Psyche zusammen. Ein gesundes Immunsystem ist ungeheuer wichtig. Eine negative Einstellung wirkt sich dagegen schlecht aus." Der Kampf gegen den Krebs findet auch im Kopf statt.[64]

---

[64] Neue Osnabrücker Zeitung, URL: https://www.noz.de/lokales/osnabrueck/artikel/1749782/wie-ein-osnabruecker-seit-17-jahren-mit-prostatakrebs-lebt (20.07.2019, von *Monika Vollmer*)

Weiterer Krankheitsverlauf („Zoladex Depot 10,8 mg - Implantat" und Werte):

Datum	Zoladex[65]	PSA-Wert ng/ml	Blase	Nieren	Blut-druck
22.02.2019	X	1,2	entleert	ok.	?
24.05.2019	X	0,9	entleert	ok.	140/80
23.08.2019	X	0,8	entleert	ok.	140/80
22.11.2019	X	unter 1,0	entleert	ok.	140/80
06.03.2020	X				176/99
15.08.2022		≈ 14 ng/ml			
28.10.2022					137/68[66]

Gefühlte Gesundheit:

Ich fühle mich nach wie vor gesundheitlich ok. (so gut wie keine Nebenwirkungen, keine Beeinträchtigungen in der Leistungsstärke (physisch, mental). Jeweiliger Stand: Juni 2018, September 2019, November 2019, März 2020

Aber dann ging es wieder los (September 2021 – erhöhter PSA-Wert):

Im September 2021 wurde bei mir ein **PSA-Wert von ≈ 44 ng/ml festgestellt**. Der mich behandelnde Urologe schrieb eine Überweisung für eine Ganzkörper-68Ga-PSMA-PET/Computertomographie[67], die am 29.09.2021 durchgeführt wurde.

---

[65] 2021 abgesetzt und durch „Xtandi 40 mg Filmtabletten" ersetzt.

[66] Ca. sechs Stunden nach 91 km Radfahren (grundsätzlich bewegt sich mein Blutdruck zwischen 130/140 (systolisch) zu 70/80 (diastolisch).

[67] Thieme, Ganzkörper-68Ga-PSMA-11-PET/CT zeigt Knochenmetastasen auch bei niedrigem PSA – Abstract: Die Detektion von Knochenmetastasen bei Prostatakarzinomen mit der 68Ga-PSMA-11-PET/CT hat sich etabliert. Die Studie untersuchte ihren Stellenwert für das initiale Staging bei biochemischen Rezidiven und für das Restaging metastasierter Stadien. Weitere Endpunkte waren die Assoziation mit dem PSA und die Relevanz der Ganzkörperdarstellung Vertex-to-Toes., URL: https://www.thieme-connect.com/products/ejournals/abstract/10.1055/a-1192-9848

Der Befund hat mich schockiert, und zwar u.a.:
- Schwere Koronarsklerose[68],
- Verdacht auf ein Analkarzinom[69].

Wegen der angeblich schweren Koronarsklerose war ich in kardiologischer Behandlung. Am 28.04.2022 erfolgte eine Herzuntersuchung (EKG, Ultraschall) unter Belastung. Zu diesem Zeitpunkt litt ich noch immer unter den Folgen der 4. Corona-Schutzimpfung, die am 08.04.2022 durchgeführt worden war. Im Ergebnis ist festzuhalten, dass von einer schweren Koronarsklerose nicht mehr die Rede war. Es handelt sich lediglich um altersbedingte Veränderungen meines Herzens. Eine Operation oder Medikamente sind nicht erforderlich.

Zu dem Verdacht auf ein Analkarzinom meinte der mich behandelnde Urologe, dass da wohl nichts ist. Schrieb mir aber eine Überweisung zu einem Chirurgen. Dieser stellte fest, dass im Darm nichts Verdächtiges ist. Symptome (Blutungen, Juckreiz und Schmerzen am After) liegen bei mir nicht vor.

Eine Ganzkörper-68Ga-PSMA-PET/Computertomographie, die der mich behandelnde Urologe wiederholen wollte, habe ich abgelehnt.

Der mich behandelnde Urologe verschrieb mir neben
- Zoladex Depot 10,8 mg – Implantat und
- Tamsulosin – 1 A Pharma 20 mg auch noch

---

[68] Abiomed, **Was ist eine Koronarstenose?** Mit dem Begriff „Koronarstenose" wird die Verengung von Herzkranzgefäßen beschrieben. Bei der koronaren Herzkrankheit lagern sich Fett- und Kalkrückstände, sogenannte Plaques, an die Innenwände der Herzkranzgefäße an. Diese speziellen Gefäße versorgen den Herzmuskel mit sauerstoffreichem Blut. Ist das Gefäß durch Plaques verengt und der Blutfluss behindert, kann das den Herzmuskel schädigen. Dies kann die Symptome einer koronaren Herzkrankheit, wie Brustschmerz, Atemnot, Schweißausbrüchen und Übelkeit, verursachen. ..., URL: https://www.abiomed.de/patienten/herz-kreislauferkrankungen/stenose-sklerose
[69] NetDoktor, Ein Analkarzinom ist eine seltene Krebserkrankung im Bereich des Anus oder des Analkanals. Die meisten Analkarzinome entstehen nach einer Ansteckung mit humanen Papillomviren (HPV). Betroffene leiden etwa unter Blutungen, Juckreiz und Schmerzen am After. Früh erkannt ist Analkrebs heilbar., URL: https://www.netdoktor.de/krankheiten/analkarzinom/ (22.07.2021)

- Xtandi 40 mg Filmtabletten[70].
  Eine Packung Xtandi (= 112 Tabletten, tägliche Einnahme von vier Tabletten nach dem Frühstück) reicht für vier Wochen und kostet abweichend von Rezept zu Rezept zwischen 3.100,00 € und 3.500,00 €. Mit meiner Beihilfestelle (lediglich 10,00 € Eigenbehalt) und meiner privaten Krankenversicherung gibt es wegen dieser sehr teuren Tabletten keine Probleme.

Im Netz habe ich festgestellt, dass „Leidensgenossen" Xtandi-Filmtabletten erst nach dem Absetzen von „Zoladex Depot 10,8 mg – Implantat" eingenommen haben. Der mich behandelnde Urologe wollte mich aber weiterhin zusätzlich mit Zoladex behandeln, was ich aber abgelehnt habe.

Seit Oktober 2021 nehme ich somit zur „Bekämpfung" meines aggressiven Prostatakarzinoms Xtandi und Tamsulosin ein. **Mein PSA-Wert ist von ≈ 44 ng/ml über ≈ 20 ng/ml auf ≈ 14 ng/ml gesunken (Stand: 15.08.2022).**

---

[70] Enzalutamid (Handelsname Xtandi) ist seit Juni 2013 für Männer mit metastasiertem Prostatakrebs zugelassen, bei denen eine übliche Hormonblockade nicht mehr wirkt. Seit September 2019 ist Enzalutamid auch für nicht metastasierten Prostatakrebs zugelassen, wenn der Krebs trotz Hormonblockade wächst. Seit Mai 2021 kommt der Wirkstoff auch für Männer mit metastasiertem Prostatakrebs infrage, bei denen eine Hormonblockade wirkt.
Bei metastasiertem Prostatakrebs haben sich bereits Tumor-Absiedlungen in anderen Körperbereichen gebildet, sodass eine Heilung nicht mehr möglich ist. Bei Männern mit hormonempfindlichem Tumor beeinflussen männliche Geschlechtshormone, sogenannte Androgene, wie rasch das Tumorgewebe wächst. Das wichtigste Androgen ist Testosteron. Wird die körpereigene Androgenproduktion gehemmt, kann das Tumorwachstum gebremst und die Erkrankung aufgehalten werden. Wenn der Krebs auf eine solche Hormonblockade empfindlich reagiert, sprechen Fachleute von einem „hormonsensitiven" Prostatakarzinom. Schreitet der Krebs trotz dieser Hormonblockade fort, sprechen Fachleute von einem „hormonrefraktären" oder auch „kastrationsresistenten" Prostatakarzinom.
Der Wirkstoff Enzalutamid soll das Wachstum der Krebszellen hemmen.
Enzalutamid wird einmal täglich als Weichkapsel oder Tablette eingenommen, die Dosis beträgt 160 mg. Das entspricht vier Weichkapseln oder Filmtabletten mit je 40 mg Enzalutamid oder zwei Filmtabletten mit je 80 mg.
Bei starken Nebenwirkungen kann die Behandlung kurzzeitig unterbrochen werden. ..., gesundheitsinformation.de, Enzalutamid (Xtandi) bei fortschreitendem Prostatakrebs, URL: https://www.gesundheitsinformation.de/enzalutamid-xtandi-bei-fortschreitendem-prostatakrebs.html

Kapitel 5.1
Ernährungsumstellung

Ich bin seit dem 01.01.2007 Teil-Vegetarier (kein Fleisch, keine Wurst)[71].

Wegen der Prostataprobleme habe ich vorübergehend meine Ernährung noch einmal modifiziert und achte möglichst auf Bioprodukte; für mich wichtig:
- wenig Kohlehydrate,
- viel frisches Obst,
- frisches Gemüse (insbesondere Brokkoli, Blumenkohl),
- Linsen-[72] und Wirsinggerichte[73],
- am Abend kein Brot mehr mit Belag, sondern nur noch 350 ml Bio-Suppe mit Kokosnussmilch und Sellerie (KÜRBIS MANGO von LITTLE LUNCH); durch mich angereichert mit ein paar Wacholderbeeren,

außerdem:
- wenig Salz und Zucker.

Das ist vorbei. Jetzt ernähre ich mich wieder ziemlich normal – aber weiterhin vegetarisch und vitaminreich sowie wenig Salz und Zucker.

Mein Standardgetränk: Ingwertee (heißes Wasser auf ausgepresste Ingwerknollenscheiben), denn …

… Studien zeigen: Ingwer bringt Krebszellen dazu, Selbstmord zu begehen

Ingwer vs. Krebs

Ingwer ist ein wunderbares Gewürz, das in der asiatischen und indischen Küche weit verbreitet ist. Es wird auch in Süßigkeiten verwendet sowie in Tees und anderen Getränken gebraut.

---

[71] *Hunsicker, Ernst,* Ekel- und Gammelfleisch in aller Munde - Viel kriminelle Energie gehört schon dazu, in: Polizei Verkehr + Technik 6/2007, S. 220 ff.

[72] kochbar.de: **Eisenhaltige Lebensmittel: DAS hilft bei Eisenmangel** – Linsen, Petersilie und natürlich Fleisch sind gute Eisenlieferanten – Auf Platz eins der Liste stehen Linsen. Wer es zusätzlich schafft, ein Linsengericht mit Ei anzureichern, der kann sicher sein, dass er die volle Ladung Eisen aufnimmt. Auch Weiße Bohnen und Hirse sind für Vegetarier ein Muss. Auch nicht schlecht: Petersilie. …, URL: https://www.kochbar.de/cms/eisenhaltige-lebensmittel-das-hilft-bei-eisenmangel-1485499.html

[73] gesundheit.de: **Wirsing – Supergemüse mit vielen Vitaminen** …, URL: https://www.gesundheit.de/ernaehrung/lebensmittel/gemuese/wirsing-krauses-blatt-mit-viel-aroma-und-vitaminen

Ingwer wird in vielen Kulturen wegen seiner medizinischen Eigenschaften verehrt, da er helfen kann, Übelkeit, Verdauungsprobleme und Schmerzen zu lindern. Ingwer gehört zur gleichen Familie wie Kurkuma und Kardamom.
Eine spannende neue Forschung hat jedoch gezeigt, dass Ingwer in der Lage ist, Krebs zu verhindern. Tatsächlich scheint dieses Gewürz schädliche Krebszellen dazu zu bringen, sich selbst auszulöschen.

Ingwer wirkt gegen eine Vielzahl von Krebsarten
Zahlreiche Studien bestätigen, dass Ingwerextrakt antimetastatische Eigenschaften hat, die viele Krebsarten hemmen, darunter Brust, Dickdarm, Rektum, Leber, Lunge, Prostata, Bauchspeicheldrüse und Melanom.
Die krebsbekämpfenden Eigenschaften von Ingwer aktivieren molekulare Mechanismen, die in Krebszellen Zellapoptose (Zellsuizid) verursachen, indem sie ein Pro-Apoptose-Gen aktivieren.
Die Verbindungen im Ingwer regulieren auch die Gene und Proteine, die mit Krebs in Verbindung stehen, und erhöhen gleichzeitig die Krebshemmer. …

Krebszellen sterben in Gegenwart von Ingwer
Eine Georgia State University Studie zeigte, dass Ingwer-Extrakt half, Prostatakarzinome um über 55 Prozent bei Mäusen mit Prostatakrebs zu schrumpfen. Etwa 20 weitere Studien zeigen ähnliche Ergebnisse in Bezug auf die krebsbekämpfenden Eigenschaften von Ingwer.
Kurz gesagt, Ingwer scheint Krebs zu verhindern, indem er Krebszellen dazu bringt, Selbstmord zu begehen. …
Die krebsbekämpfenden Eigenschaften von Ingwer sind klar und tief greifend, was bedeutet, dass bald die gewinnorientierten Pharmaunternehmen wahrscheinlich versuchen werden, eine Propagandakampagne dagegen zu führen. Fall nicht darauf rein. Ingwer könnte eines der stärksten natürlichen Krebsmittel sein, das je entdeckt wurde.[74]

Vor dem Frühstück schlucke ich nach wie vor einen Esslöffel Leinöl, das ja auch das Wachstum von Prostatakrebs verringern kann (vgl. **Kapitel 11 – Vegetarische Ernährung**).

---

[74] DIE GESUNDE – W A H R H E I T –: URL: https://www.die-gesunde-wahrheit.de/2018/09/29/ingwer-bringt-krebszellen/

Kapitel 5.2
Beckenbodentraining[75]

An meiner Kraftmaschine [vgl. **Kapitel 3 – HWS-Syndrom (Anfang der 1990er Jahre)**] trainiere ich bereits seit Anschaffung dieses Gerätes (Anfang 1990) prophylaktisch meinen Beckenboden – auch vielleicht als wirksame Hilfe bei Prostataproblemen.

---

[75] Kliniken - Rehakliniken in Bad Bocklet: **Beckenbodentraining für Männer gegen Inkontinenz Beckenbodentraining – wirksame Hilfe bei Prostata-Problemen:** Blasenschwäche ist ein Problem, das Männer, wenn auch seltener, ebenso wie Frauen trifft. Bei Männern hängen die belastenden Beschwerden häufig mit der Prostata zusammen. Der unfreiwillige Urinverlust tritt dabei zwar plötzlich und überraschend auf, doch oft steckt eine lange Vorgeschichte hinter dem Leiden. Erste Warnsignale sind häufigere Toilettengänge. Der Harndrang ist zwar groß, das Wasserlassen ist aber dennoch oft schwierig und erfordert mehr Zeit als früher. **Häufige Ursache: eine Prostata-Vergrößerung** – Eine mögliche und häufige Ursache für dieses Problem ist eine Vergrößerung der Prostata, die auch als Vorsteherdrüse bezeichnet wird. Der medizinische Fachausdruck für diese Störung ist benigne Prostatahyperplasie (BPH). Die Prostata liegt im Becken des Mannes am Übergang der Harnblase zur Harnröhre und umschließt die Harnröhre. Ist die Prostata vergrößert, drückt sie auf die Blase. Mit diesem Effekt müssen Männer über 50 Jahre rechnen. Denn ab diesem Lebensalter tritt eine Prostata-Vergrößerung relativ häufig auf. Vermutlich hat diese Veränderung mit einer nachlassenden Produktion des männlichen Sexualhormons Androgen zu tun. Bei Männern über 60 ist bereits jeder Zweite von einer gutartigen Vergrößerung der Prostata und in Folge häufig von einer Störung des Wasserlassens betroffen. … Ein deutlicher Hinweis auf eine Vergrößerung der Prostata und damit verbundenen Blasenproblemen ist eine Veränderung des Urinstrahls: Er ist nicht länger bogenförmig und weit, sondern flacht sozusagen zunehmend ab, bis es schlussendlich zum "Schuhpinkeln" kommt. Bei einer sehr starken Vergrößerung der Prostata kann sogar eine gefährliche völlige Harnsperre auftreten. Auch der Harndrang verändert sich - er wird häufiger und zwar insbesondere in der Nacht. Die Betroffenen haben oft ständig das Gefühl, dass ihre Harnblase nicht vollständig entleert ist. Schreitet das Leiden fort, kommt es zu einer sogenannten Überlaufinkontinenz infolge einer vergrößerten Vorsteherdrüse. Die Lebensqualität kann darunter massiv leiden, ebenso die Nieren, deren Gewebe durch den Rückstau des Harns ernsthaft geschädigt werden kann. Daher ist es umso wichtiger, schon bei den ersten Anzeichen einer Prostatavergrößerung und damit verbundenen Blasenproblemen zum Arzt zu gehen! Der Urologe kann durch eine Tastuntersuchung eine Drüsenvergrößerung feststellen. Ist eine Behandlung nötig, kommen zunächst Medikamente zum Einsatz, die das Wachstum der Prostata hemmen. Eine Operation ist erst in einem fortgeschrittenen Stadium nötig., URL: https://www.rehazentrum-bb.de/klinik/urologie/beckenbodentraining-fuer-maenner.html

Kapitel 6
Weitere Krankheiten und Beschwerden

Kapitel 6.1
Kinderkrankheiten

Als Kleinkind war ich für Krankheiten sehr anfällig. Über Weihnachten 1945 musste ich im Alter von knapp zwei Jahren für ca. 14 Tage in das St. Elisabeth-Hospital Ibbenbüren wegen einer **Kehlkopfdiphtherie**[76] eingeliefert werden. Ich war auf einer Isolierstation untergebracht.

Diese Krankheit hat sich sehr in mein Erinnerungsvermögen eingeprägt. Noch heute weiß ich, dass ich in dem Krankenzimmer mit zwei größeren Jungs untergebracht war, wo sich in dem Zimmer eine Scheibe zum Flur befand und dass auf dem Flur eine Marienstatue stand. Ich war, wie bereits geschrieben, noch keine zwei Jahre alt.

Etwa im Alter von drei Jahren litt ich unter einer starken **Mittelohrentzündung** mit hohem Fieber.[77]

---

[76] medizinfo.de: Die **Kehlkopfdiphtherie** ist sicherlich die schwerste der örtlich begrenzten Formen. Sie wird auch als "echter" Krupp bezeichnet und tritt nur noch selten auf. Dabei kommt es zunächst zu Heiserkeit, der der Verlust der Stimme folgt. Bellender Husten tritt anfangs nur nachts, dann auch tagsüber auf. Durch Verengung des Luftröhreneingangs kommt es zu Luftnot und sogar zu Erstickungsanfällen. Dabei empfinden die Kinder große Angst. Um die Atmung zu gewährleisten, kann es notwendig sein, die Kinder zu intubieren. Ist ein Durchkommen mit einem Tubus nicht mehr möglich, muss der Arzt im Notfall einen Luftröhrenschnitt vornehmen., URL: http://www.medizinfo.de/kinder/infektion/diphtherie.htm

[77] netdoktor.de: **Akute Mittelohrentzündung (Otitis media acuta)** – Das Mittelohr ist ein luftgefüllter Hohlraum an beiden Seiten des Kopfes, der zwischen dem Trommelfell und dem Innenohr liegt. Ein Luftkanal zwischen dem Mittelohr und dem Nasenrachenraum (Ohrtrompete = Eustachische Röhre) sorgt normalerweise dafür, dass das Mittelohr ausreichend belüftet wird und eventuell entstandene Flüssigkeit abfließen kann.
Bei einer akuten Mittelohrentzündung ist die Schleimhaut im Mittelohr entzündet. Die Ursache sind Bakterien oder Viren. Eine Mittelohrentzündung resultiert oft aus einer Erkrankung im Nasen-Rachen-Raum.
Besonders häufig kommt die akute Mittelohrentzündung im Kindesalter vor., URL: http://www.netdoktor.de/Krankheiten/Mittelohrentzuendung/Wissen/Akute-Mittelohrentzuendung-Otit-155.html (*Dr. med. Joachim A. Weisemann*, Facharzt für Hals-Nasen-Ohren-Heilkunde)

Kapitel 6.2
Bluthochdruck[78]

Blutdruck	systolisch (mmHg)	diastolisch (mmHg)
Optimal	< 120	< 80
Normal	120–129	80–84
Hoch normal	130–139	85–89
Leichter Bluthochdruck (Grad 1)	140–159	90–99
Mittelschwerer Bluthochdruck (Grad 2)	160–179	100–109
Schwerer Bluthochdruck (Grad 3)	≥ 180	≥ 110
Isolierter systolischer Bluthochdruck	≥ 140	< 90

Um den Bluthochdruck zu regulieren, habe ich zunächst täglich eine halbe „Blopress 32" eingenommen. Bei „Blopress 32" hat meine Beihilfestelle erhebliche Abzüge vorgenommen, sodass ich auf Empfehlung meines Hausarztes auf die kostengünstigere „Candesartan Heumann 16 mg" umgestiegen bin.

---

[78] netdoktor.de: **Bluthochdruck** Bluthochdruck (Hypertonie) ist eine weit verbreitete Erkrankung. In Deutschland leiden 20 bis 30 Millionen Menschen daran. Auf Dauer schädigt Bluthochdruck die Gefäße und trägt so zur Entstehung von Folgeerkrankungen wie Herzinfarkt und Schlaganfall bei. Hier lesen Sie alles Wichtige zu Ursachen, Symptomen, Gefahren und Behandlung der Hypertonie! **Bluthochdruck: Behandlung** Wie die Therapie von Bluthochdruck im Einzelfall aussehen sollte, hängt von verschiedenen Faktoren ab. Entscheidend sind vor allem die Höhe des Blutdrucks sowie das individuelle Risiko für Folgeerkrankungen wie KHK (Koronare Herzkrankheit), Herzinfarkt oder Schlaganfall. Außerdem berücksichtigt der Arzt bei der Therapieplanung das Alter des Patienten und eventuell bestehende Grund-/Begleiterkrankungen wie Diabetes mellitus. Die Deutsche Hochdruckliga empfiehlt bei fast allen Hypertonikern, den Blutdruck auf unter 140/90 mmHg zu senken. Für bestimmte Patientengruppen gelten aber leicht abweichende Empfehlungen: …, URL: https://www.netdoktor.de/krankheiten/bluthochdruck/

Inzwischen nehme ich täglich je eine Tablette „Candesartan – 1 A Pharma 32 mg" (nach dem Frühstück) und „Amlodipin [besilat] AbZ 5 mg" (abends) ein.

Mein Blutdruck ist dadurch ok. [vgl. **Kapitel 16 – Aktueller Gesundheits-zustand (November 2022)**].

Kapitel 6.3
Phimose[79] (Ende 2011)

Ende 2011 stellte ein Urologe bei mir eine Phimose fest. Eine konservative Behandlung mit Salbe brachte nicht den erhofften Erfolg.[80]

Der Urologe riet zu einer Operation[81], die er ambulant unter Vollnarkose durchführen wollte.

Ich wies jedoch auf meine eingeschränkte Lungenfunktion[82] hin, die bei mir

---

[79] Die **Phimose oder Vorhautverengung** ist eine Verengung der Öffnung der Vorhaut des Penis. Dadurch lässt sich die Vorhaut nicht oder nur mit Schmerzen hinter die Ei-chel zurückziehen. Die sogenannte „physiologische Phimose" kommt entwicklungsbe-dingt bei etwa 96 % der neugeborenen Jungen vor, löst sich aber in den meisten Fällen bis zum Schulalter. Hingegen ist bei der sogenannten pathologischen Phimose eine me-dizinische Behandlung angezeigt. Eine Phimose kann auch im späteren Alter durch nachlassende Hautelastizität oder durch Narben von Verletzungen oder Entzündungen neu auftreten (erworbene oder sekundäre Phimose). ... (Phimose – Wikipedia)
[80] pharmazeutische-zeitung.de: **Dehnen und Cremen** – Die Therapie einer Phimose be-steht darin, die Enge entweder durch eine Erweiterung oder eine Entfernung der Vorhaut zu beseitigen. Eine Beschneidung ist neuen Erkenntnissen zufolge nur bei Komplikatio-nen nötig. Wenn nur eine Verengung vorliegt, aber keine Symptome auftreten, reicht eine konservative Therapie aus, bei der die Vorhaut vorsichtig durch tägliche Dehnübungen geweitet wird. Unterstützt wird die Therapie durch Eincremen der Eichel mit cortisonhal-tigen (zum Beispiel 0,05 Prozent Betamethason) oder hormonhaltigen Salben zweimal täglich. Eine vier- bis sechswöchige Behandlung hat eine Erfolgsquote von etwa 80 Pro-zent. ..., in: Vorhautverengung - Kein Grund zu übereilten Eingriffen, URL: http://www.pharmazeutische-zeitung.de/index.php?id=2793 (von *Christina Hohmann*)
[81] pharmazeutische-zeitung.de: Schlägt die konservative Therapie nicht an oder treten Symptome wie Harnwegsinfekte, wiederkehrende Balanitis oder eine Paraphimose auf, sollte operiert werden. Die Engstellung kann dann durch **minimal-invasive Operations-verfahren**, bei denen die Vorhaut erhalten bleibt, behoben werden. Hierbei wird die Vor-haut eingeschnitten und längs vernäht, sodass die Enge beseitigt ist. In seltenen Fällen, vor allem bei starker Narbenphimose durch chronische Entzündungen, ist eine Beschnei-dung mit vollständiger oder teilweiser Entfernung der Vorhaut nötig. Dies sollte aber Mittel der letzten Wahl und nicht wie noch vor einigen Jahren die Routinebehandlung einer Vorhautverengung sein. Die Komplikationsrate der operativen Therapie liegt der »Leitlinie zur Phimose« von der Deutschen Gesellschaft für Urologie zufolge bei 1,4 bis 3 Prozent. Als Komplikationen können Nachblutungen, Hämatome, Wundinfektionen oder erneute Verengung bei Vorhauterhalt auftreten., a.a.O.
[82] Ich führe diese **eingeschränkte Lungenfunktion** auf die Sarkoidose (Morbus Boeck) – vgl. Kapitel 1 – zurück. Eine andere Erklärung habe ich nicht, da Nichtraucher und sportlich seit Jahrzehnten aktiv.

74

vor Jahren im Vorfeld einer Meniskusglättung[83], die dann unter Vollnarkose durchgeführt wurde, festgestellt worden war. Daraufhin entschied dieser Facharzt – was richtig war –, diese OP im Klinikum Osnabrück durchführen zu lassen. Im Notfall wäre ich dann auch im unmittelbaren Umfeld für erforderlich werdende „Sofortmaßnahmen".

Am 09.01.2012 musste ich mich zu Voruntersuchungen im Klinikum Osnabrück einfinden. Ich hatte mich auf eine Übernachtung und die OP am Folgetag eingestellt, wurde aber mit der Weisung nach Hause geschickt, mich am nächsten Morgen um 06:30 h erneut im Klinikum einzufinden. Ich musste allerdings bis ca. 11.30 h warten, um dann durch den Leitenden Oberarzt und zwei OP-Schwestern nach lokaler Betäubung[84] operiert zu werden. Eine Vollnarkose war nicht erforderlich.

Während der OP wurde ein paar Mal wegen ziemlicher Schmerzen „nachbetäubt". Ansonsten gab es aber keine Schwierigkeiten. Die Operation als solche war perfekt, der anschließende Heilungsprozess war unproblematisch.

Ich bin seitdem beschnitten, woran ich mich schnell gewöhnt habe.

---

[83] **Meniskusteilresektion/Meniskusglättung** – Bei der Meniskusglättung oder Meniskusteilresektion wird über die arthroskopische Technik (Schlüssellochoperationen) das geschädigte Meniskusgewebe mit feinen Zangen sowie Schleifinstrumenten entfernt und der Rand so geglättet, dass eine problemlose Gelenkfunktion wieder ermöglicht wird. Ziel dieser Operation ist es, nur das geschädigte Meniskusgewebe zu entfernen und so viel wie möglich vom gesunden Meniskus zu erhalten. Damit soll möglichst viel des Puffers erhalten bleiben aber auch ein weiteres Einreißen des Meniskus vermieden werden. Der Eingriff kann ambulant und in Ausnahmefällen auch stationär durchgeführt werden. ..., URL: http://orthopaedie-unfallchirurgie-essen.de/praxisspektrum/sportmedi zin/meniskusriss-meniskusschaden/

[84] Praxisklinik Jörling & Schmidt: **Die Beschneidung beim Mann (Zirkumzision) – Was geschieht bei der Beschneidung?** Bei der Beschneidung wird ein beweglicher Hautlappen, der die Eichel des männlichen Gliedes umschließt (Vorhaut), ganz oder teilweise in einem kleinen operativen Eingriff entfernt. Dieser Eingriff wird bei Kindern in Vollnarkose, bei Erwachsenen in lokaler Betäubung oder Vollnarkose durchgeführt. ..., URL: http://praxisklinik-heinsberg.de/wordpress/op-infos/phimose

Kapitel 7
Sportunfälle
(linke und rechte Schulter)

Kapitel 7.1
Schulterverletzung beim Fußballspiel (etwa 1964)

In Hannover habe ich auch wieder angefangen, Fußball zu spielen. Meine Fußballkarriere war mit meiner Entscheidung – zur Polizei zu gehen – abrupt zu Ende. Immerhin stand ich bis dahin im Tor der A-Jugend des „SV Meppen" und gehörte auch zur Kreisauswahl.

Im „Polizeisportverein Hannover" reichte es nach längerer Pause und mit nicht mehr ganz so großer Begeisterung für die 2. Herrenmannschaft. Hin und wieder kam ich auch in der 1. Mannschaft zum Einsatz.

Während meiner Zeit bei der Bereitschaftspolizei in Hannover (April 1963 bis September 1965)[85] wurden wir in verschiedenen Stadtteilen zur Nachtzeit zu Fuß oder mit Dienstfahrrädern als Bezirksstreifen eingesetzt.

„Verpflegung" durch einen Krankenpfleger
Ein Streifenbezirk befand sich im Bereich des „St. Vinzenzstiftes"[86]. Wenn wir uns dem „St. Vinzenzstift" näherten, lag ein bestimmter Krankenpfleger („F.") bereits auf der Lauer. Er galt als überaus polizeifreundlich, verpflegte uns mit geschmierten Broten und zeigte uns, sofern es die Zeit zuließ, Fotos von seinen vielen Reisen. Nicht bekannt war mir bis dahin seine schwule Neigung. Später bekam ich diese dann aber hautnah zu spüren. (Einzelheiten folgen unter „F., der mehr als fürsorgliche Krankenpfleger").[87]

F., der mehr als fürsorgliche Krankenpfleger
In einem Spiel sprang ich als Torwart einem gegnerischen Angreifer entgegen, der, obwohl ich den Ball bereits unter Kontrolle hatte, voll durchzog und mir heftig gegen die linke Schulter trat. Ich verspürte einen starken Schmerz, der auch nicht nachließ. Man brachte mich zum Sanitätsbeamten, der meine sofortige Einlieferung ins „St. Vinzenzstift" veranlasste. Dort

---

[85] Streifentätigkeiten, in: *Hunsicker, Ernst*, Authentische Polizei- und Kriminalgeschichten – Zusammenfassung – Von der Polizeischule (1962) bis zur Pensionierung (2004) und die Zeit danach, GRIN Verlag 2020, S. 34

[86] jetzt „Vinzenzkrankenhaus"

[87] Vgl. *Hunsicker, Ernst*, Authentische Polizei- und Kriminalgeschichten – Zusammenfassung – Von der Polizeischule (1962) bis zur Pensionierung (2004) und die Zeit danach, GRIN Verlag 2020, S. 34

fixierte man meinen linken Arm mit viel Verbandsmaterial auf der Brust, so-
dass ich nur noch bedingt handlungsfähig war.
Freudig begrüßt wurde ich von F., dem mir von meinen Streifengängen ja
bereits bekannten Krankenpfleger. Er tat sehr fürsorglich. Von dem Fußball-
spiel war ich noch ziemlich verdreckt und F. erklärte, dass ich erst einmal
duschen müsste. Das war auch in meinem Sinne. F. kam mit.
Ehe ich wusste, was mir geschah, fing F. an, mich im Genitalbereich beson-
ders sorgfältig zu waschen. Das war zu viel der Fürsorge. Ich schubste ihn
mit meiner freien rechten Hand zurück und erklärte ihm deutlich, dass er
umgehend das Badezimmer verlassen möge. Fortan waren die Verhältnisse
geklärt und seine Fürsorge hielt sich von nun ab sehr in Grenzen.[88]

Die Verletzung war nicht schwerwiegend, also kein Knochenbruch und kein
Bänderriss. Ich konnte nach etwa 10 Tagen das Krankenhaus wieder verlassen.

---

[88] Vgl. *Hunsicker, Ernst*, a.a.O., S. 45 f.

Kapitel 7.2
Sportunfall beim Volleyball in der
Anlage „H10 Sentido Playa Esmeralda" (17.04.2013)

Vom 13.04.2013 bis 20.04.2013 war ich Gast im

„H10 Sentido Playa Esmeralda"
Costa Calma / Fuerteventura (Spanien).

Für Mittwoch, den 17.04.2013, 15:00 h, stand in der Anlage Volleyball auf dem Plan (Aushang im Hotel). Ich spiele seit zig Jahren Volleyball, bezeichne mich als geübten Volleyballspieler und betreibe auch ansonsten regelmäßig andere Sportarten (Radfahren, Krafttraining).

Am Vormittag des 17.04. traf ich im Hotel einen Animateur und sprach ihn auf das Volleyballspielen an. Da es ziemlich windig war, zuckte er mit den Schultern, sagte aber noch: „Wir treffen uns am Pool.".

Gegen 15:00 h bekam ich dann mit, dass durch den Animateur zum Volleyballspielen aufgefordert wurde. Ich bin noch kurz auf mein Zimmer gegangen, um mich anschließend beim Hotelpersonal nach dem Spielfeld durchzufragen.

Als ich an dem Spielfeld ankam, traute ich meinen Augen nicht, was in dieser Anlage damals als Spielfeld angeboten wurde:
- Ausmaße/Größe des gesamten Spielfeldes: etwa 7 m breit, 12 m lang, also viel zu klein und ohne Freizone („Sturzzone"),
- Spielfeldabgrenzung: abgerundete Balken etwa 15 cm über Spielfeldniveau (Stolperfallen),
- lebensgefährliche Mauer/Mauerkante: nur Abstand von etwa 100 cm zwischen Spielfeld und Mauer/Mauerkante.[89]

Bei einem späteren Urlaub auf Fuerteventura (Costa Calma) habe ich festgestellt, dass das „Volleyballfeld" nicht mehr existiert.

---

[89] „ ...Volley wurde einmal auf einem **lebensgefährlichen Feld** mit einem Plastikball gespielt. Ich habe mir nach 5 Minuten das Knie aufgeschürft. ..." (Hotelbewertungen SENTIDO H10 Playa Esmeralda), URL: https://www.holidaycheck.de/hrd/sentido-h10-playa-esmeralda-mal-top-mal-flop-kein-volleyball/143dca34-a1b1-364b-a11e-0d55e8ff998d (Sport & Unterhaltung)

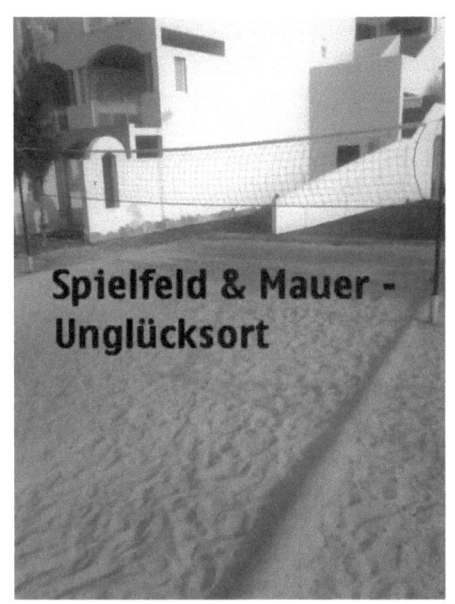

Spielfeld & Mauer -
Unglücksort

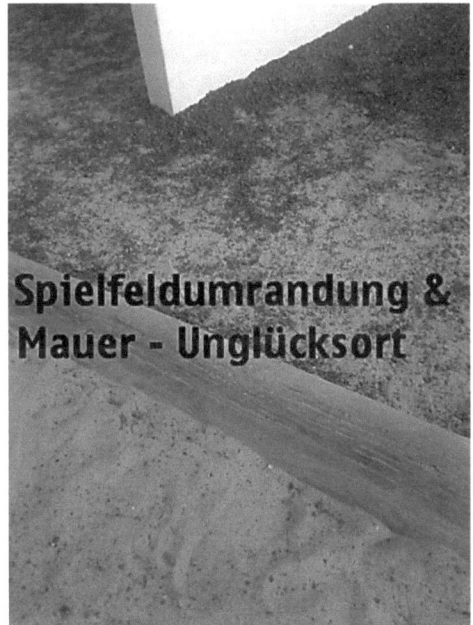

Spielfeldumrandung &
Mauer - Unglücksort

Fotos: Ernst Hunsicker

Bei meiner Ankunft spielten bereits fünf Personen, darunter der Animateur des Hotels. Ich habe die aus zwei Spielern bestehende Mannschaft „aufgefüllt".

Nach wenigen Spielminuten wollte ich in der Rückwärtsbewegung einen Ball annehmen, trat dabei auf/gegen den Balken der Spielfeldabgrenzung und kam außerhalb des Spielfeldes auf Schotter zu Fall – prallte mit der gesamten rechten Körperseite auf, was an Schürfwunden am Ellenbogen/Unterarm, Oberschenkel und unterhalb des Knies zu erkennen war.

Ich hörte noch, wie ein Mitspieler, der zur Hilfe kam, „blood" (Blut) sagte. Ich hatte großes Glück, weil ich untermittelbar neben einer Mauer, die nur etwa 100 cm hinter dem Spielfeld steht, zu Fall kam. Wäre ich auf/gegen die Mauer gestürzt, so wären Kopfverletzungen wahrscheinlich gewesen.

Ich verspürte sofort starke Schmerzen in der rechten Schulter, die bis in die rechte Kopfhälfte ausstrahlen, und Schmerzen im Bereich der Hüfte, sodass ich das Spiel beenden musste.

Ich bin sofort zur Rezeption gegangen, und man bestellte mir ein Taxi, mit dem ich zu einer Ärztin an der Costa Calma gefahren bin. Dort wurde meine Schulter geröntgt, ein Bruch wurde nicht festgestellt. Für die Behandlung habe ich 225,00 € und die Medikamente (Schmerzgel, Schmerztabletten) 7,90 € bezahlt.

Nach Rückkehr von dieser Reise habe ich am 22.04.2013 eine Fachpraxis für Orthopädie zwecks weiterer Behandlung aufgesucht. Eine MRT (Kernspintomographie) wurde veranlasst, die am 30.04.2013 erfolgte.

Die MRT hat ergeben, dass Sehnen gerissen waren (Auszug des Untersuchungsergebnisses nachfolgend).

vielen Dank für die freundliche Zuweisung von **Hunsicker, Ernst**, geb.: 23.02.1944, wohnhaft Rottstr. 35 B in 49186 Bad Iburg. Folgende Untersuchung wurde durchgeführt.

MRT rechte Schulter vom 30.4.2013

Klinische Angaben: Frischen Schulterprellung rechts.

Methode: H0 = 3 Tesla, shoulder; PD/SPAIR transversal, T1/TSE coronar, PD/SPAIR coronar und sagittal, elektronische Bildbearbeitung und digitale Datenarchivierung.

Befund: Regelrechtes Knochenmarksignal der artikulierenden Knochen am rechten Schultergelenk. Kein Knochenmarködem. Keine Fraktur. Ruptur der Sehne des M. supraspinatus und des M. infraspinatus. Die Sehne des M. supraspinatus ist bis auf Höhe des Glenoids retrahiert. Sekundär besteht ein Hochstand des Humeruskopfes. Im Verlauf des M. infraspinatus zeigt sich ein deutliches Hämatom als Hinweis auf eine akute Ruptur. Der M. supraspinatus erscheint nicht signifikant atrophiert. Auch hier muss der Verdacht auf eine frische Ruptur gestellt werden. Unauffällige Abbildung der langen Bizepssehne. Kräftiger Gelenkerguss. Bursitis subacromiale. Keine Verletzung des Labrums. Unauffällige Darstellung der umliegenden Weichteile.

Beurteilung: Zur Darstellung kommen frische Rupturen der Sehne des Musculus infraspinatus und des Musculus supraspinatus. Sekundär besteht ein Hochstand des Humeruskopfes und eine Bursitis. Bei Einblutung in den Bauch des M. infraspinatus handelt es sich dabei am ehesten um eine Folge des akuten Traumas. Knöcherne Verletzungen bestehen nicht.

Mit freundlichen kollegialen Grüßen

Auf meine Frage, was die Verletzungen für Folgen nach sich ziehen würden, erklärte mir der „MRT-Arzt", dass eine Operation unausweichlich sei.[90]

Mit dem MRT-Ergebnis habe ich am 30.04.2013 die Fachpraxis für Orthopädie aufgesucht. Mir wurde verdeutlicht, dass
- eine Operation nicht sofort erforderlich ist und ggf. noch in 4 bis 5 Wochen erfolgen kann,
- eine solche Operation auch Risiken in sich birgt (z.B. Wundentzündung, keine Verbesserung durch die OP) und
- ich nach einer solchen Operation mehrere Wochen ein Armlagerungskissen tragen müsse.

---

[90] Schulterzentrum Saar: ... Neueste Ergebnisse zeigen, dass kleine Sehnenrisse, insbesondere mit Beteiligung von 1 Sehne (meist **Supraspinatussehne**), möglichst frühzeitig und auch bei älteren Patienten operativ repariert werden sollten. Eine konservative Behandlung z.B. nur durch Krankengymnastik und/oder Spritzen führt nicht zur Heilung des Sehnenrisses und führt nicht selten zu einem weiteren Einrissen der Sehnen, mit der Folge einer schwer therapierbaren Defektvergrößerung. Größere Risse mit Beteiligung mehrerer Sehnen erfordern ein differenzierteres Vorgehen: Bei jungen Patienten, mit hohem Funktionsanspruch an die Schulter, sollte großzügig die Indikation zu einer Rekonstruktion der Rotatorenmaschette erfolgen, d.h. die Naht der Sehne erfolgen. Bei älteren Patienten mit großen Defekten (mehrere Sehnen betroffen und bereits deutliche Verkümmerung der Sehnen und Muskeln) sollte durch ein gezieltes Training und Übungsprogramm für die Schulter versucht werden eine Schmerzfreiheit zu erlangen und eine gute Schulterfunktion zu erhalten. ..., URL: http://www.dr-gross.de/index.php/schulterzentrum-saar/rotatorenmanschette-riss.html

Diese Trage- bzw. Stützvorrichtung hat mich am meisten von einer Operation abgehalten.

Wir haben uns darauf verständigt, erst mal ein paar Wochen abzuwarten. Mir wurden zunächst ein Schmerzgel und 10 x Krankengymnastik (Rotatorensehnenmanschettenruptur) verordnet,

Etwa ein Jahr nach dem Unfall (März 2014) verspürte ich zwar noch Einschränkungen (leichte Schmerzen beim Rasieren oder Eingießen von Getränken), konnte aber sonst alle Tätigkeiten weitgehend schmerzfrei ausüben.

Vor dieser Sportverletzung war es mir möglich, die Hantel an meiner Kraftmaschine [vgl. **Kapitel 3 – HWS-Syndrom (Anfang der 1990er Jahre)**] mit einem Gewicht von 25 kg 40mal in Folge – also ohne Pause – zu stemmen. Nach dieser Verletzung schaffe ich es noch 25mal. Nach längerem Training bin ich wieder in der Lage, die Hantel – wie vor dieser Verletzung – 40mal zu stemmen. Die Trainingseinheiten an meiner Kraftmaschine haben auch dazu beigetragen, dass ich nach mehreren Jahren fast beschwerdefrei bin.

Ich habe diese Verletzung meiner Unfallversicherung gemeldet. Die Versicherung hat mich nach diesem Sportunfall zu einem Gutachter geschickt, bei dem ich mich am 30.07.2014 vorgestellt habe. Auszugsweise Wiedergabe aus dem Gutachten:

Zu dem Kernspinbefund ist festzustellen, dass sicherlich keine frische Ruptur der Supraspinatussehne vorgelegen hat, da ein Oberarmkopfhochstand und eine Sehnenretraktion des Supraspinatus eine schon länger vorbestehende Ruptur belegt.

Für den Infraspinatus wird eine frische Ruptur beschrieben mit auch Einblutung in den Muskelbauch, so dass dies als unfallabhängig zu werten ist. Dabei kann aus chirurgischer Sicht festgestellt werden, dass bei vorbestehend degenerativen Veränderungen auch ein ansonsten ungeeigneter Unfallmechanismus zu einer Rotatorenmanschettenverletzung führen kann bei rissbereiter Sehne.

Erfreulicherweise haben sich die akuten Beschwerden im Zuge der konservativen Behandlung zurückgebildet. Bei der heutigen Untersuchung zeigt sich nur noch eine endgradige Bewegungseinschränkung des rechten Schultergelenkes. Der Röntgenbefund ist konstant geblieben.

4.   Derzeitiger Schaden:

Teilweise Gebrauchsunfähigkeit des rechten Armes durch

-    Infraspinatussehnenruptur mit auch Einblutung in den Muskelbauch bei vorbestehend degenerativen Rotatorenmanschettenveränderungen mit leichtem Oberarmkopfhochstand und kräftigem Akromionsporn sowie älterer degenerativer Supraspinatussehnenruptur mit schon Sehnenretraktion,

- endgradige Bewegungseinschränkung des Schultergelenkes,

- leichte Belastungsbeschwerden.

**5. Von dem zu begutachtenden Unfall unabhängi-
ge krankhafte Veränderungen:**

Die unter III.4. aufgeführten Gesundheitsstörungen sind teilweise unfallabhängig und teilweise unfallunabhängig, wie
sich aus dem oben Gesagten ergibt.

6. Weitere Entwicklung der Schadensfolgen:

Es handelt sich um einen Dauerzustand.

Der zu begutachtende Unfall hat zu einer teilweisen Gebrauchsunfähigkeit des rechten Armes geführt.

Gebrauchsunfähigkeit des rechten Armes vor dem zu begutachtenden Unfall: Keine.

Begründung:
Vor dem zu begutachtenden Unfall bestanden zwar schon
die oben näher bezeichneten degenerativen Schulterge-
lenksveränderungen rechts, diesbezüglich bestanden aber
keine Beschwerden, so wie man dies in der chirurgisch-
orthopädischen Praxis auch regelmäßig sehen kann, so dass
sich hierfür kein messbarer Vorinvaliditätsgrad rechtfertigt.

Kapitel 7.3
Volleyballspiel (29.06.2015)

Am Montag, dem 29.06.2015, habe ich – wie schon seit Monaten vorher – zusammen mit aktiven und pensionierten Polizeikollegen/innen wieder Volleyball in einer Osnabrücker Sporthalle gespielt. Zu diesem Spiel bin ich mit meinem Fahrrad angereist.

Ich konnte während des Spiels einen scharf geschlagenen Ball der gegnerischen Mannschaft nur noch mit der linken Hand zurückschlagen – also nicht mehr „baggern".

Sofort danach verspürte ich einen starken Schmerz in der linken Schulter und ahnte eine ähnliche Verletzung wie am 17.04.2013 im „H10 Sentido Playa Esmeralda".

Ich bin dann noch mit dem Fahrrad bis zu meiner Wohnung in Bad Iburg (= 18 km) zurückgefahren, hatte aber große Schwierigkeiten, Fahrtrichtungsänderungen nach links anzuzeigen, weil ich den linken Arm kaum noch anheben konnte.

Am 08.07.2015 habe ich eine Fachpraxis von für Orthopädie aufgesucht. Wieder erfolgte eine MRT-Untersuchung, und zwar noch am gleichen Tage.

Diagnose: V.a. Partialruptur li., Supraspinatussehnenruptur li., Infraspinatussehnenruptur li., mediale Gonarthrose rechts, Baker-Zyste.

Ich wurde erneut durch den Facharzt (Orthopäde) auf die möglichen Folgen einer Operation, die ich ja bereits kannte, hingewiesen.

Meine Entscheidung: keine Operation, sondern Krankengymnastik

Etwa sieben Monate nach dieser Sportverletzung verspürte ich in der linken Schulter bei bestimmten Bewegungen noch einen leichten Schmerz, konnte aber wieder das Hanteltraining und Gartenarbeiten fast ohne Einschränkungen durchführen … und habe im Mai 2017 auch mal wieder während einer Urlaubsreise auf Formentera Beachvolleyball gespielt. Allerdings auf einem Spielfeld, das den Ansprüchen genügte.

Ich bin aktuell zwar in beiden Schultern schmerzfrei, habe aber Schwierigkeiten, wenn ich auf beiden Körperseiten mit ausgestrecktem Arm hantieren muss (z.B. einschenken von Getränken in Tassen oder Gläser).

Kapitel 8
Dupuytrensche Kontraktur/Fingerverkrümmung (2016)
- auch: „Wikinger-Erkrankung"[91]

Ein Münsteraner Gutachter, bei dem ich mich am 30.07.2014 vorstellen musste [vgl. **Kapitel 7.2 – Sportunfall beim Volleyball in der Anlage „H10 Sentido Playa Esmeralda" (17.04.2013)**], wies mich auf eine leichte Verknorpelung in der rechten Innenhandfläche hin, der ich bis dato keine besondere Bedeutung beigemessen hatte, weil auch keinerlei Einschränkungen bestanden oder Schmerzen zu spüren waren.

Vermutet wurde ein Karpaltunnelsyndrom mit der Folge einer später anstehenden Operation[92].

Ich habe jedoch von meiner Freundin den Hinweis erhalten, dass ein ihr bekannter „Arzt für Manuelle Medizin (Chirotherapie) und für Naturheilverfahren" in der Lage ist, diese Erkrankung auch ohne Operation zu heilen. Sie hat dann auch gleich einen Termin für mich vereinbart.

Nach langer Wartezeit erhielt ich am 12.04.2016 einen 1. Termin bei diesem Arzt, der mir erklärte, dass es sich bei dieser Verknorpelung nicht um ein

---

[91] APOTHEKENUMSCHAU: **Karpaltunnelsyndrom - kurz zusammengefasst**
Beim Karpalkanalsyndrom wird es einem Nerven im Bereich des Handgelenks, im sogenannten Karpaltunnel, zu eng. Die Folge sind typischerweise Schmerzen, Kribbeln und Taubheitsgefühle im Bereich des Daumens bis Mittelfingers. Steht der Nerv länger unter Druck, verliert die Muskulatur des Daumenballens an Kraft und kann sich zurückbilden. Zur Diagnose des Karpalkanalsyndroms ist eine elektrophysiologische Untersuchung notwendig. Im Frühstadium kann eine Schiene für die Nacht und eine kurzfristige Behandlung mit entzündungshemmenden Medikamenten helfen. In fortgeschritteneren Stadien ist eine Operation notwendig, bei der das Band, das den Karpalkanal nach oben abschließt, durchtrennt und dem Nerven so mehr Raum verschafft wird., URL: https://www.apotheken-umschau.de/Karpaltunnelsyndrom
[92] APOTHEKENUMSCHAU: Die **operative Behandlung eines Karpaltunnelsyndroms** kann entweder durch eine offene oder durch eine endoskopische Operation (in "Schlüssellochmethode") erfolgen. Beide Eingriffe können häufig ambulant stattfinden, so dass keine Übernachtung im Krankenhaus notwendig ist. Das Ergebnis ist in den meisten Fällen gut. Viele Beschwerden, wie Schmerzen und Taubheitsgefühl in der Nacht bessern sich quasi sofort. Bei einer ausgeprägten Nervenschädigung kann es allerdings etwa ein halbes Jahr dauern, bis die Symptome weitgehend verschwunden sind. Nur sehr selten ist der Nerv so geschädigt, dass trotz Operation Beschwerden zurück bleiben. Ein Muskelabbau, der schon länger als ein Jahr vor der Operation bestand, ist allerdings auch durch den Eingriff nicht mehr rückgängig zu machen., URL: https://www.apotheken-umschau.de/Karpaltunnelsyndrom#Ursachen-und-Risikofaktoren

Karpaltunnelsyndrom, sondern um eine Dupuytrensche Kontraktur/Finger-verkrümmung[93] handeln würde.[94]

Er erkundigte sich, ob ich als Kleinkind blondes Haar hatte. Dieses konnte ich bestätigen und ist durch die Fotos (Folgeseite) belegt. Der Arzt verwies dann auf eine Erbkrankheit, die auf die Wikinger zurückzuführen sei, und er stellte einen Zusammenhang zwischen blondem Haar und dieser Erkrankung her.

Die Dupuytren'sche Kontraktur, die vor allem in Nordeuropa verbreitet ist („Wikinger-Erkrankung") tritt familiär gehäuft auf. Dies lässt auf eine gene-tische Prädisposition schließen, denen ein Konsortium aus Genetikern und Handchirurgen aus den Niederlanden, Deutschland und Großbritannien in einer genomweiten Assoziationsstudie nachgegangen ist. Der Genvergleich von 2.325 Patienten und 11.562 Kontrollen lenkte die Aufmerksamkeit auf vier Genregionen, in denen Bestandteile des Wnt-Signalwegs kodiert wer-den.[95]

---

[93] Deutsche Dupuytren-Gesellschaft e.V.: Die **Dupuytren-Krankheit** (Morbus Dupuy-tren, Dupuytrensche Kontraktur, manchmal auch Dupuytren'sche Kontraktur geschrie-ben) ist eine gutartige Erkrankung des Bindegewebes der Handinnenfläche. Dabei bildet sich – meist im beweglichen, weichen Bereich in der Nähe der Fingergrundgelenke – ein gutartiger Tumor, der im Lauf der Zeit die Streckung der befallenen Finger behindert. Liegt der Tumor in Bereichen der Hand, die beim Gebrauch wenig bewegt werden – zum Beispiel im Hohlhandzentrum über der sog. Palmaraponeurose – ist er weniger kritisch und führt i. a. nicht zur Fingerbeugung. ... Die Ursachen der Dupuytren-Krankheit sind weitgehend unbekannt. Seit dem Jahr 1831, in dem Baron G. Dupuytren (1777-1835) die nach ihm benannte Erkrankung in Paris vorstellte, sind über 180 Jahre vergangen, die auslösende Ursache konnte jedoch bis heute nicht gefunden werden. Die Ursache des Morbus Dupuytren ist vermutlich eine erbliche Veranlagung, kombiniert mit einem Aus-löser, zum Beispiel Verletzungen. Forschungsarbeiten sind im Gange um die Genom-Grundlagen der Krankheit besser zu verstehen (Dupuytren-Symposiumn und GWAS = genome wide association study). Die Krankheit ist bisher nicht grundsätzlich heilbar. Eine Behandlung zielt deshalb auf ein Aufhalten des Krankheitsfortschritts oder auf eine Verbesserung der Handbenutzung. Da die Krankheit gutartig ist, stellt sie keine Lebens-gefahr dar, sondern eine Einschränkung der – wichtigen – Handfunktion., URL: http://www.dupuytren-online.de/morbus_dupuytren.html#
[94] Eine Fingerverkrümmung liegt bei mir aber nicht vor.
[95] aerzteblatt.de , **Dupuytren:** Gene erklären Pathogenese, , URL: http://www.aerzte-blatt.de/nachrichten/46547

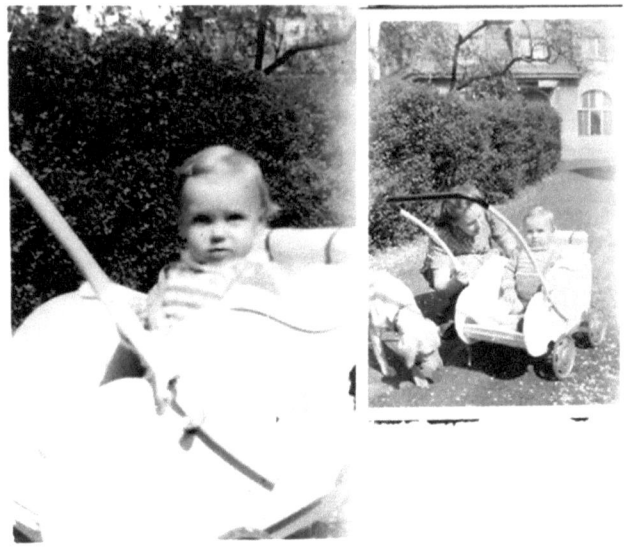

Fotos: privat

Ernst Hunsicker im Jahr 1945
(rechtes Foto mit meiner Mutter und Hund „*Suschka*")

Dieser Arzt zeigte mir dann den Schraubverschluss eines Gurkenglases o.Ä. und demonstrierte mir, wie man mit diesem Schraubverschluss diese Krankheit behandeln kann.

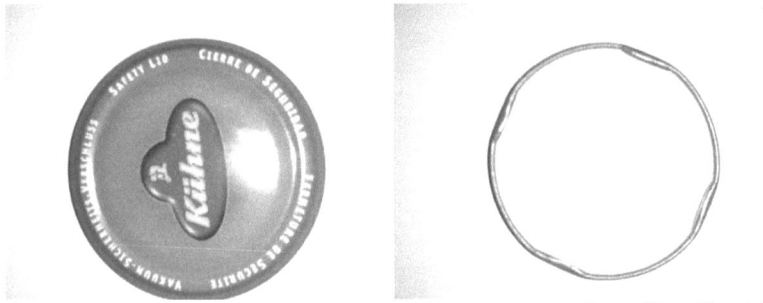

Fotos: Ernst Hunsicker

Im Prinzip streift man unter leichtem Druck mit dem Schraubverschluss aus verschiedenen Richtungen über die Verknorpelungen in der Handinnenfläche.

Mir kam dann noch in den Sinn, die Handinnenfläche zusätzlich mit einer größeren Muschelschale „zu behandeln". Ich verwende dazu sowohl die äußere Schalenseite als auch den geriffelten Schalenrand.

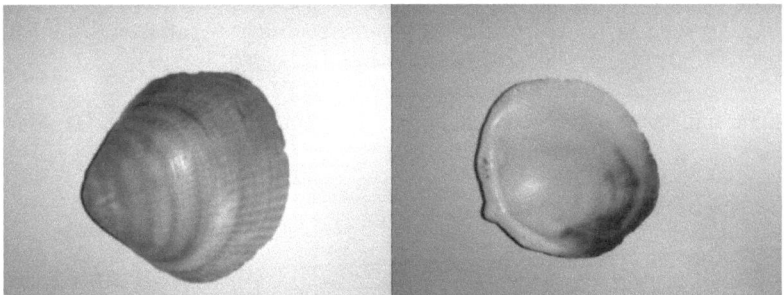

Fotos: Ernst Hunsicker

Die Finger meiner rechten Hand sind keineswegs verkrümmt. In der Handinnenfläche sind zwei kleine Knubbel fühlbar (aber keineswegs schmerzhaft spürbar).

Mit dieser „Behandlung" habe ich sofort begonnen und mit zunehmender „Behandlungsintensität" bildete sich die Verknorpelung nach und nach zurück. Ich kann die rechte Hand bis zum heutigen Tage voll funktionsfähig und schmerzfrei einsetzen und bewegen.

Kapitel 9
Haglundferse/Fersensporn/Schleimbeutelentzündung (2015)

Im Herbst 2015 verspürte ich beim Gehen ziemlich starke Schmerzen an der Ferse des rechten Fußes. Weil diese Schmerzen nicht nachließen, habe ich am 11.11.2015 einen Chirurgen aufgesucht.

Diagnosen nach Röntgenaufnahmen: Haglund-Ferse rechts, Haglundexostose[96], Achillodynie rechts[97]

---

[96] apotheken.de: **Fersensporn (Kalkaneussporn, Exostose des Calcaneus):** Schmerzhafte Entzündung einer kräftigen Fußsohlensehne (Plantaraponeurose) oder der Achillessehne an ihrem jeweiligen Ansatz am Fersenbein. Radiologisch lassen sich an diesen Stellen oft spitze Knochenausziehungen (Knochendorne, Sporne, Exostosen) nachweisen. Der echte oder untere Fersensporn ist zur Fußsohle gerichtet; der seltenere (hintere) obere Fersensporn (auch Haglund-Exostose genannt) tritt am Achillessehnenansatz an der hinteren Ferse auf. Ursache ist eine erhöhte Druck- und Zugbelastung der Sehnenansätze, z. B. durch berufsbedingte Überlastung (häufiges Stehen), Übergewicht oder Fußdeformitäten. Fast immer ist eine konservative Therapie erfolgreich., URL: https://www.apotheken.de/krankheiten/4522-fersensporn

[97] NetDoktor: Als **Achillodynie** bezeichnet man eine schmerzhafte Schädigung der Achillessehne. Die Erkrankung tritt fast ausschließlich bei sportlich aktiven Menschen auf und gehört zu den häufigsten Sportverletzungen. Ursächlich ist meist eine lange Fehl- oder Überbelastung der Achillessehne. Typisch für die Achillodynie ist ein belastungsabhängiger Schmerz im Bereich des hinteren Unterschenkels und der Ferse. Zur Achillodynie-Therapie kommen meistens nicht-operative Methoden zum Einsatz. Wird die Schädigung rechtzeitig erkannt und behandelt, kann das Voranschreiten verhindert oder zumindest gebremst werden. Hier lesen Sie alles Wichtige zur Achillodynie. ..., URL: http://www.netdoktor.de/krankheiten/achillodynie/

Die Erkrankung wurde zunächst mit Stoßwellen (5mal) behandelt[98]. Eine Schmerzlinderung war kaum festzustellen. Auch Krankengymnastik (20 x Massagen) brachte nicht den erhofften Erfolg[99].

Daraufhin wurde am 24.03.2016 eine MRT (Kernspintomographie) der rechten Achillessehne mit folgendem Ergebnis durchgeführt:

Hunsicker, Ernst, * 23.02.1944

Beurteilung:
Zur Darstellung kommt eine deutliche Enthesiopathie der Achillessehne am Tuber calcanei mit sekundärer Ausprägung einer Weichteilverkalkung und einer Bursitis achillea. Es besteht kein Hinweis auf eine Sehnenruptur.

Mit freundlichen kollegialen Grüßen

---

[98] GELENK-DOKTOR: ... In vielen Fällen kann diese Fersenbeinkorrektur ohne Operation durch die Anwendung der **Stoßwellen-Therapie** erfolgen. Stoßwellenbehandlung: („ESWT") Stoßwellen sind energiereiche mechanische Wellen. Sie werden außerhalb des menschlichen Körpers erzeugt. Durch ein wassergefülltes Kissen werden sie in den Körper übertragen. Stoßwellen werden in dem Knochenfortsatz der Ferse konzentriert. So können Stoßwellen auf mechanischem Wege Sehnenverkalkungen ohne Operation zertrümmern. Der Fersensporn wird zu mikroskopischen Partikeln zerrieben. Die Störung im Gleitgewebe und Schleimbeuteln der Ferse kann durch Stoßwellentherapie oft ohne Operation beseitigt werden. Die Stoßwellen fördern die Durchblutung und den natürlichen Heilungsprozess. Stoßwellen können ambulant – also ohne Krankenhauseinweisung – und ohne Betäubung eingesetzt werden. Eine Nachbehandlung nach Stoßwellentherapie ist nicht erforderlich. Behandelt wird in ca. 2-3 Sitzungen im wöchentlichem Abstand. Der gesamte Heilungs-Prozess unter Stoßwellen dauert etwa 6 Wochen., URL: https://gelenk-doktor.de/fuss/fersensporn-plantarfasciitis-haglund-ferse-operation-und-konservative-therapie
[99] APOTHEKENUMSCHAU: ... Bei chronischen Beschwerden sind **Krankengymnastik** und orthopädische Hilfen für den Fuß besonders wichtig. Im Einzelnen geht es dabei um spezielle Techniken der Bindegewebsmassage, Fuß- und Wadengymnastik, Einlagen und spezielle Schuhzurichtungen. Eine Absatzerhöhung kann unterschiedliche Beinlängen ausgleichen. Ansonsten sind die Meinungen hier geteilt. ..., URL: http://www.apotheken-umschau.de/Fuesse/Ursachen-Fersenschmerz-Achillessehne--Fusssohle--Co.-54946_4.html

Am 14.04.2016 bin ich mit dieser Diagnose zu einem Spezialisten für u.a. Fußchirurgie gefahren. Dieser Facharzt erklärte, dass eine OP unausweichlich sei und schlug einen operativen Eingriff mit endoskopischer Entfernung des Fersensporns (Fräsen) vor.[100] Nach der OP sei ein dreitägiger Krankenhausaufenthalt erforderlich; im Anschluss müsse für die Dauer von 4 bis 6 Wochen ein Stützschuh (Stabilschuh?) getragen werden; Autofahren sei während dieser Zeit nicht möglich. Eine solche OP kam für mich nur als Ultima Ratio in Betracht.

Deshalb habe ich von dieser Erkrankung am 12.04.2016 auch dem „Arzt für Manuelle Medizin (Chirotherapie) und für Naturheilverfahren" [vgl. **Kapitel 8 – Dupuytrensche Kontraktur/Fingerverkrümmung (2016) – auch: „Wikinger-Erkrankung)**] berichtet. Er erklärte mir, dass eine Linderung auch ohne Operation in bis zu acht Sitzungen durch verschiedene Maßnahmen möglich sei, und zwar:
- spezielle Massagen[101],
- Akupunktur [vgl. **Kapitel 1 – Sarkoidose/Morbus Boeck (1984)**],

---

[100] jameda.de: **Fersensporn-Behandlung: Wann die Operation sinnvoll ist** Wann ist eine Operation sinnvoll? Bringen all diese Therapieverfahren keine Besserung, kann über eine Operation nachgedacht werden. Dabei wird z.T. in örtlicher Betäubung über einen kleinen Schnitt des äußeren Fersenrandes ein Teil des Quergewölbes des Fersensporns abgetrennt. Das geschieht mit einem Elektro- oder Ultraschallmesser. Die entzündeten Areale können dann im weiteren Heilungsverlauf abklingen, sodass die Schmerzen verschwinden. Die Genesungszeit nach diesem minimal-invasiven Eingriff beträgt vier bis sechs Wochen. Leider werden nur ca. 60-70 % der Patienten mit dieser Methode schmerzfrei. Die Risiken des Eingriffs sind neben den üblichen, wie z.B. Blutergüssen oder Infektionen, dass das Quergewölbe zu radikal abgelöst wird. Hier kommt es dann in den nächsten Monaten zur Ausbildung eines schweren Plattfußes, der wiederum Beschwerden verursacht. Wichtig ist zur Prophylaxe, aber auch nach der Operation, die konsequente Dehnung der hinteren Kette, also des unteren Rückens, der Gesäßmuskeln, der hinteren Oberschenkel- und der Wadenmuskulatur. Eine Operation sollte beim Fersensporn die letzte Behandlungsoption bleiben. Sie setzt maximalen Leidensdruck und vollständig ausgeschöpfte konservative Therapie voraus., URL: https://www.jameda.de/gesundheit/schmerzen/fersensporn-behandlung-wann-die-operation-sinnvoll-ist/
[101] Diese speziellen Massagen (hörbare „Sprengung" der Kalkablagerungen) im Bereich der rechten Ferse waren teils sehr schmerzhaft, aber auszuhalten.

- Einnahme von Globulis[102] (je fünf am Morgen und am Abend) sowie
- Bewegungsübungen mit einer Papprolle, die mir dieser Arzt zur Verfügung stellte (siehe Foto). Dazu stützt man sich mit beiden Händen nach hinten auf dem Fußboden ab und bewegt die Rolle mit dem Bein des betroffenen Fußes von der Ferse bis zum Oberschenkel und wieder zurück.

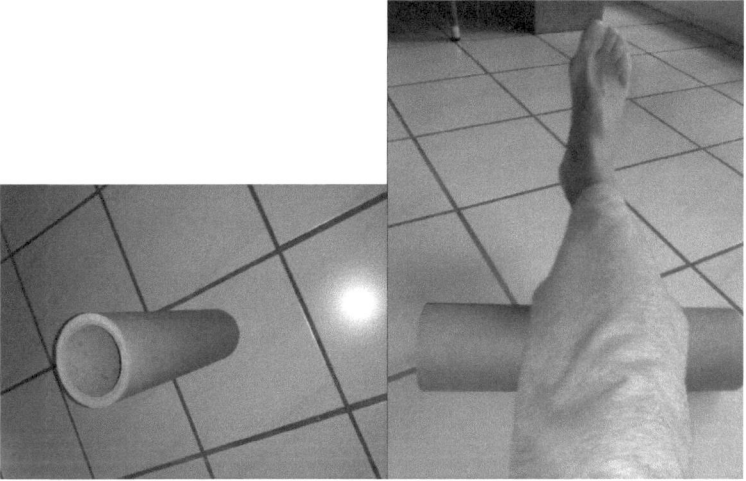

Fotos: Ernst Hunsicker

Papprolle (Ø 10 cm)

---

[102] globuli.de: Die Anwendungsgebiete von **Globuli** sind sehr vielfältig. Sie können sowohl bei akuten als auch bei chronischen Beschwerden zum Einsatz kommen. Neben körperlichen sprechen auch psychische Erkrankungen oft gut auf homöopathische Mittel an. Die Wahl des richtigen Präparates richtet sich zum einen nach der Symptomkonstellation und deren Ausprägungen sowie nach Persönlichkeitsmerkmalen des Erkrankten. Babys, Kleinkinder, Kinder und Erwachsene können ebenso behandelt werden wie Tiere. Besonders bei Katzen, Hunde und Pferden hat die Homöopathie in den letzten Jahren einen stetig wachsenden Zulauf erfahren., URL: https://www.globuli.de/wissen/behandlung/

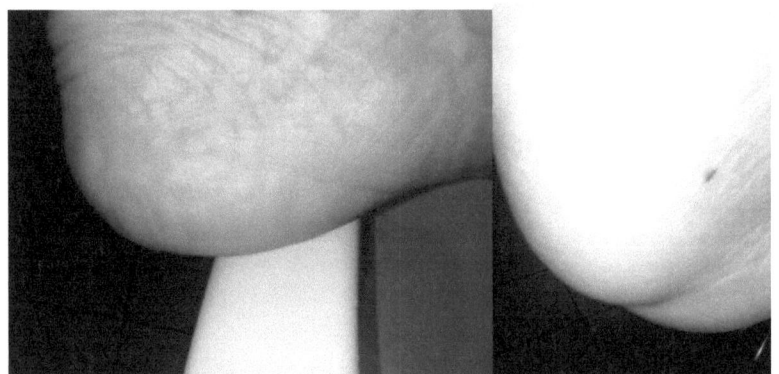

Fotos: Ernst Hunsicker (aufgenommen am 24.10.2016)

Ferse linker Fuß   Ferse rechter Fuß

An der Ferse des rechten Fußes ist die Wölbung deutlich zu erkennen. Der „Arzt für Manuelle Medizin (Chirotherapie) und für Naturheilverfahren" erklärte mir hierzu, dass nach diesen Behandlungen keine Schmerzen mehr auftreten würden; die Wölbung an der Ferse würde sich aber nicht zurückbilden, womit er nicht ganz richtig lag.

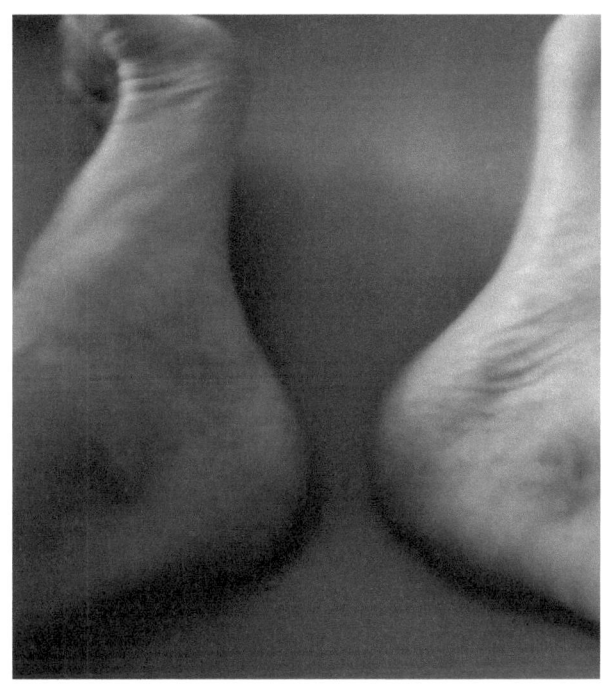

Foto oben und unten: Ernst Hunsicker (aufgenommen am 02.04.2018)

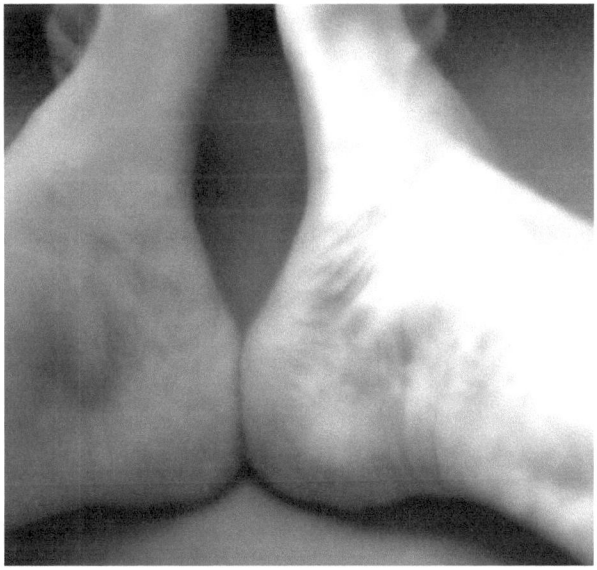

Es ist zu erkennen, dass sich die Wölbung an der rechten Ferse in dem Zeitraum (24.10.2016 zu 02.04.2018) ein wenig zurückgebildet hat.

Von verschiedenen Seiten bin ich immer wieder darauf hingewiesen worden, dass orthopädische Schuheinlagen zur Schmerzlinderung beitragen können. Angefangen habe ich mit **Silicon-Fersenkissen**, die aber nicht die erhoffte Wirkung zeigten.

Dann sollten es Einlagen nach einer **„Ganzheitlichen orthopädische Haltungsanalyse"** bringen. Folglich bin ich mit einem ärztlichen Rezept

„1 Paar Sondereinlagen nach Formabdruck und Analyse zur aktiven Aufrichtung des Längs- und Quergewölbes
Diagnose: Senk-, Spreizfüße",

ausgestellt von dem „Arzt für Manuelle Medizin (Chirotherapie) und für Naturheilverfahren" zu einer solchen Fachwerkstatt in Osnabrück gefahren. In dem Internetauftritt heißt es:

„Mein Ziel
Die ganzheitliche Betrachtungsweise und der ursächlichen Symptomatik auf den Grund zu gehen.
Mein stetiges Interesse im Bereich Haltung und Bewegung führte dann im März 2010 zur Selbstständigkeit mit eigener Praxis in Osnabrück.
Dieser ganzheitliche diagnostisch-therapeutische Ansatz bedarf auf Grund seiner Komplexität der Kooperation verschiedener Spezialisten aus Fachbereichen wie z.B.: Allgemeinärzten, Orthopäden, Osteopathen, Heilpraktikern, Optometristen, Internisten, Physiotherapeuten, Zahnärzten, Kieferorthopäden, Podologen, und Fitnesstrainern etc. "[103]

Diese flachen Einlagen haben tatsächlich zu einer Schmerzlinderung beigetragen. Mein Ziel war aber ein völlig schmerzfreies Gehen.

---

[103] GoHa: **Ganzheitlich orthopädische Haltungsanalyse** (GoHa), URL: http://www.haltungsanalyse-wagener.de/

Von einem früheren Arbeitskollegen erfuhr ich dann mehr zufällig **von einer Röntgenreizbestrahlung zur Schmerzlinderung**[104], die bei ihm nach drei Bestrahlungen Fersenspornprobleme behoben hatten.

Mit diesem Vorhaben habe ich „meinen Orthopäden" aufgesucht. Er war von einem Erfolg nicht überzeugt, wollte es aber auf einen Versuch ankommen lassen und schrieb eine Überweisung. Er bat darum, ihn über das Ergebnis nach Abschluss dieser Behandlung zu informieren.

Mit dieser Überweisung habe ich am 21.10.2016 die PARACELSUS KLI-NIKEN in Osnabrück, Abteilung Strahlentherapie, aufgesucht.[105]

Eine Ärztin „studierte" die mitgebrachten Unterlagen (MRT- und Röntgenbefund) und sah sich meinen rechten Fuß an. Anschließend klärte sie mich über zwei unterschiedliche Bestrahlungsmethoden auf:

---

[104] *Seegenschmiedt, Heinrich,* **Schmerzhafte Ferse (Fersensporn) und Achillessehne (Achillodynie) - Informationen zur Röntgenreizbestrahlung (Strahlentherapie)** – … Kann man Fersensporn / Achillodynie mit Strahlen behandeln? Die Strahlentherapie sollte zum Einsatz kommen, wenn konservative Optionen ausgeschöpft sind oder eine Operation nicht möglich oder erwünscht ist. Sie ist eine schonende Therapieform, die der Schmerzlinderung dient. Anatomische Veränderungen an Gelenken und Knochen werden nicht aufgehoben, doch entzündliche Begleiterscheinungen an den Muskelansätzen, der Sehnenplatte und den benachbarten Weichteilen werden nachhaltig beeinflusst. Anfangs können die Schmerzen noch zunehmen, dann erreicht die Bestrahlung meist kurzfristig eine Schmerzlinderung oder Schmerzfreiheit (in Tagen / Wochen), die langfristig anhalten kann. Durch Linderung der Schmerzen soll eine Einschränkung der Bewegungsfähigkeit vermieden werden. Unter bestimmten Umständen kann die Bestrahlung auch mehrfach wiederholt werden. Der Strahlentherapeut (Radiologe) entscheidet nach Kenntnis der Krankheitsgeschichte, Einsicht in die Befunde und körperlicher Untersuchung über die Notwendigkeit und Möglichkeit der Strahlentherapie. Sie / Er wird Ihnen die Wirkungen und möglichen Risiken der Behandlung ausführlich erklären. In Kenntnis dieser Risiken sollte die Entscheidung zur Therapie fallen. …, URL: http://www.greif.de/downloads/info_fersenschmerz.pdf

[105] PARACELSUS KLINIKEN: **Röntgenreizbestrahlung zur Schmerzlinderung bei Verschleißerkrankungen der Gelenke**: Verschleißerkrankungen und entzündliche Erkrankungen können in vielen Fällen durch ionisierende Strahlung gelindert werden, wobei insbesondere die Schmerzen mit Wahrscheinlichkeiten von bis zu 80 % - 90 % innerhalb von wenigen Wochen nach Ende der Bestrahlung verschwinden. Diese Behandlung wird seit mehr als 100 Jahren in Deutschland durchgeführt. Sie ist von den Behörden zugelassen und in den bisher vorliegenden Studien konnte keine erhöhte Krebsrate durch die verwendeten Röntgenstrahlen nachgewiesen werden.
Der Ausdruck Röntgenreizbestrahlung soll besagen, dass es sich hierbei um eine kleine Mini-Strahlentherapie handelt, in der max. 6 Fraktionen innerhalb von 2 Wochen eingestrahlt werden. Nebenwirkungen treten generell nicht auf., URL: https://www.paracelsuskliniken.de/osnabrueck/abteilung/strahlentherapie/apparative-ausstattung/geraete-imeinzelnen.html

- maximal sechs Bestrahlungen (zwei Bestrahlungen pro Woche am Dienstag und Donnerstag, „Soft-Variante"),
- an fünf Tagen nacheinander täglich drei Bestrahlungen („Hard-Variante").

Ich entschied mich zunächst für die „Soft-Variante", um dann – sofern diese nicht den Erfolg bringen würde – mit der „Hard-Variante" „nachzulegen".

Die Bestrahlungen erfolgten am 27.10., 01.11., 03.11., 07.11., 09.11. und 11.11.2016.

Mehr zufällig fand ich beim Aufräumen meines Schuhschrankes **Badeschuhe** der Firma „TEC ONE". Wegen der **Noppen** (mit Massageeffekt), der **Fersenpolsterung** und der **Abrollmöglichkeit des Fußes** habe ich diese Badeschuhe ca. ein Jahr lang als Hausschuhe getragen. Ich bemerkte unmittelbar nach dem Tragen dieser „Hausschuhe" eine wohltuende Wirkung. Im Vergleich zu den vorher getragenen Hausschuhen konnte ich fast schmerzfrei gehen.

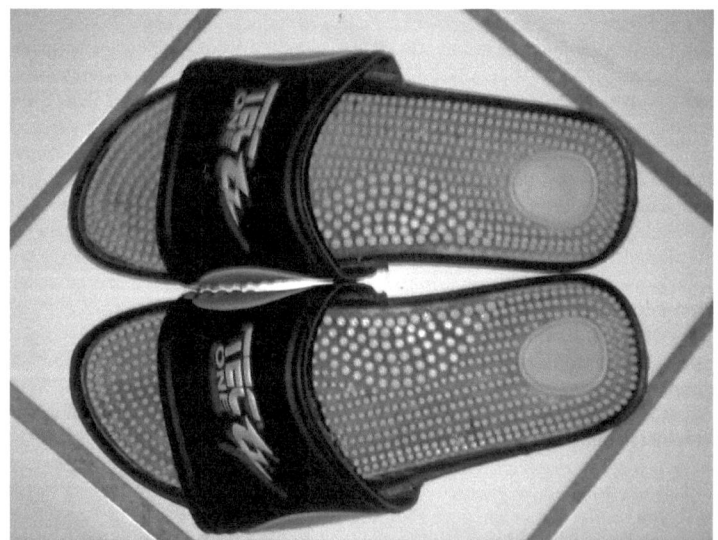

Foto: Ernst Hunsicker

Badeschuhe der Firma „TEC ONE"

Nach einigen Wochen war ich völlig schmerzfrei und ich kann seitdem ohne jegliche Beschwerden längere Strecken gehen oder auch mit dem Fahrrad fahren. Insbesondere wohl ein Ergebnis

- spezieller Massagen und Akupunktur durch den „Arzt für Manuelle Medizin (Chirotherapie) und für Naturheilverfahren",
- Einnahme von Globulis,
- Bewegungsübungen mit einer Papprolle,
- Tragen der Badeschuhe der Firma „TEC ONE" als Hausschuhe,
- Schuh-Einlagen nach einer „Ganzheitlichen orthopädische Haltungsanalyse",
- der Röntgenreizbestrahlung
  und nicht zuletzt
- der regelmäßigen Massagen durch meine Freundin[106].

Über das Ergebnis habe ich „meinen Orthopäden" per E-Mail informiert; eine Rückmeldung aber nicht erhalten.

Fazit hierzu:

Solche Beschwerden lassen sich auch ohne eine aufwendige OP beheben. Insbesondere die **Röntgenreizbestrahlung** dürfte für die Schmerzlinderung und später das schmerzfreie Gehen, das seit Jahren anhält, ausschlaggebend gewesen sein (Stand: November 2022).

---

[106] *Marion Schäfer*, die mich am 09.04.2017 in ein Krankenhaus (Notaufnahme) und später am gleichen Tage in eine Klinik (Notaufnahme) gefahren hat [vgl. Kapitel 5 – Verdächtiger PSA-Wert (2011)] und am 12.07.2017 auf dramatische Weise verstorben ist.

Kapitel 10
Gesundheitscheck um die Jahreswende 2015/16
aus besonderem Anlass
(Verdacht einer idiopathischen Trigeminusneuralgie)

Während der Weihnachtsfeiertage im Jahr 2015 verspürte ich ein Ziehen in der rechten Gesichts- bzw. Kopfhälfte. Dieses Ziehen zog sich bis in den Nacken, verbunden mit einem Jucken im rechten Auge, im rechten Nasenflügel und einem „Puckern" im rechten Oberkiefer. Richtige Schmerzen hatte ich aber nicht.

Ich habe daraufhin am 29.12.2015 einen Zahnarzt aufgesucht, der aber im rechten Oberkieferbereich keine Entzündung o.Ä. feststellen konnte (Röntgenaufnahme).

Am 04.01.2016 war ich bei meinem Hausarzt, der eine Blutuntersuchung veranlasste. Ergebnis: gute Leber-, Nieren- und Schilddrüsenwerte, Cholesterinwert ein wenig erhöht (aber überwiegend „gutes Cholesterin"[107]), keine Entzündungen.

Diese Werte haben mich freudig überrascht.

---

[107] Cholesterinspiegel: **Gutes und schlechtes Cholesterin** Damit Cholesterin im Blut transportiert werden kann, verbindet sich die fettähnliche und damit wasserunlösliche Substanz (ein so genanntes Lipid) mit wasserlöslichen Eiweißstoffen. Die so gebildeten Lipoproteine erfüllen verschiedene Aufgaben im Körper. Eingeteilt werden sie – abhängig von ihrem Lipid- bzw. Proteinanteil – nach ihren unterschiedlichen Dichten in Very-Low-Density (VLDL)-, Low-Density (LDL)- und High-Density-Lipoproteine (HDL). Das VLDL ist eine Vorstufe des LDL. Dabei wird das LDL aufgrund seines großen Lipid-Gehalts auch als „schlechtes" Cholesterin bezeichnet und das HDL wegen seines geringeren Anteils als „gutes Cholesterin". **Je höher der Lipid-Anteil, desto schädlicher für die Gesundheit** Je höher der Lipid-Anteil im Cholesterin ist, desto geringer ist die Dichte und desto schädlicher die Verbindung. VLDL weist zum Beispiel einen Gesamt-Lipid-Anteil (Cholesterin, Triglyceride und Phospholipide) von etwa 85% auf, LDL von etwa 75% und HDL von gut 50%. Dementsprechend sind VLDL- und LDL-Cholesterin für den Körper besonders ungesund. Hohe (V)LDL-Werte und i.d.R. auch ein hohes Gesamtcholesterin bergen das Risiko für Ablagerungen in den Gefäßwänden (s. Abb. rechtes Gefäß) und damit für eine stärkere Arterienverkalkung mit ihren gesundheitlichen Auswirkungen. Hohe HDL-Werte bzw. ein gutes Verhältnis zwischen Gesamt-/LDL-Cholesterin und HDL-Cholesterin wirken sich hingegen günstig auf den Cholesterinspiegel aus. Die Ausmaße bzw. Folgen ungünstiger Cholesterinwerte sind jedoch individuell verschieden und können nur im Rahmen eines umfassenden Blut- und Gefäßchecks oder eines kompletten Checks Ihres Körpers festgestellt werden. ..., URL: https://www.cholesterinspiegel.de/cholesterin-was-ist-das/

Ergebnis der Blutuntersuchung vom 04.01.2016:

Laborblatt Hunsicker, Ernst geb. am 23.02.1944
Erstellt am : 06.01.2016

Test/Dat um	Einheit	Norm	05.01.16
Leukozyt en	/nl	4.0-10.0	8,1
Haemoglo bin	g/dl	14.0-18.0	14,0
Erythroz yten	Mio/l	4.5-6.3	4,64
mittl.Ze llvolume n	fl	80 - 100	89
HbE	pg	26-35	30
Haematok rit	%	39-52	41
MCHC	g/dl	32.0 - 36.0	34
Thromboz yten	/nl	150-400	325
Y-GT	U/l	< 55	20
alk. Pho sphatase	U/L	70 - 175	66
Creatini n i.S.	mg/dl	< 1.40	1,07
C-reakt. Protein	mg/l	bis 5	0,9
Blutsenk ung	mm	< 10	5
HbA1c	%	bis 6.0	5,8
Choleste rin	mg/dl	bis 220	246
HDL-Chol esterin	mg/dl	ab 45	70
LDL/HDL Quotient	keine E inheit	< 3.5	2,3
LDL-Chol . direkt	mg/dl	< 155	159
TSH basa l	mU/l	0.30 - 4.50	3,21
HbA1c (I FCC)	mmol/mo l	23-43	40,0
GFR (CKD -EPI)	ml/min	> 90.0	69,0

Mein Hausarzt veranlasste eine neurologische Untersuchung wegen des Verdachts einer idiopathischen Trigeminusneuralgie[108], die am 01.01.2016 in einer Klinik erfolgte. Ergebnis: kein auffälliger Befund.

Zur Absicherung erfolgte eine MRT-Untersuchung am 20.01.2016.

Überweisung an die Radiologie (Auszug):

Diagnose/Verdachtsdiagnose
    V.a. idiopathische Trigeminus-Neuralgie rechtsseits

Befund/Medikation
    Trigeminus-SEP unauffällig

Auftrag
    Bitte um cMRT mit TOF. - Ausschluss Ischämie, Oedrm, RF,

    vaskulär. - Cave: Platzangst (Lorazepam 1 mg mitgegeben)

Fazit hierzu:

Nach Auskunft des „MRT-Arztes" wurden keine Auffälligkeiten (insbesondere Tumor) festgestellt.

Ich glaube, dass ich selbst die Ursache gefunden habe. Denn ich habe mich immer wieder beim Herumfummeln im Bereich der rechten Nasenseite

---

[108] Neurologen und Psychiater im Netz – Das Informationsportal zur psychischen Gesundheit und Nervenerkrankungen... Bei der **idiopathischen Trigeminusneuralgie** handelt es sich per Definition um eine eigenständige Schmerzerkrankung, die nicht als Folge einer anderen Krankheit auftritt. Doch bei 70 bis nahezu 100% der Betroffenen lässt sich im Schädel (Kleinhirn-Brückenwinkel) eine Kompression (Druckschädigung) des Nervus trigeminus durch Arterienschlingen nachweisen. Der Nerv wird durch ein benachbartes Blutgefäß gedrückt, wodurch seine Nervenscheide (Myelinschicht) beschädigt wird. In der Folge kommt es zu lokalen Veränderungen der Nervenzellen und Kurzschlüssen im Nerven, welche die Schmerzen begünstigen. Sieht man diese Nervschädigung als mögliche Ursache an, ist die idiopathische Form letztendlich auch symptomatisch, d.h. durch eine anatomisch fassbare Schädigung von Nervenstrukturen, bedingt. Allerdings haben auch gesunde Menschen ohne Trigeminusneuralgie häufig diesen Gefäß-Nerven-Kontakt, so dass man mittlerweile davon ausgeht, dass dies ein Risikofaktor für die Entwicklung einer Trigeminusneuralgie ist, sie allein aber nicht auslösen kann. Bei MS- und PZN-Patienten ist die Myelinschicht der Nerven häufig besonders stark angegriffen, weswegen sie meist unter Dauerschmerzen im Bereich des Nervus trigeminus leiden., URL: http://www.neurologen-und-psychiater-im-netz.org/neurologie/erkrankungen/trigeminusneuralgie-gesichtsschmerzen/ursachen/

erwischt. Das geschah überwiegend unbewusst – vielleicht schon unterbewusst.

Ich habe das jetzt im Griff und das „ungute Gefühl" in der rechten Gesichts- bzw. Kopfhälfte war bereits nach zwei Tagen verschwunden (Stand: 10.01.2016) und ist nicht wieder aufgetreten.

Außerdem habe ich damals festgestellt, dass ich einseitig auf der rechten Seite kaue – ist aber offenbar nicht ursächlich für dieses „ungute Gefühl".[109] Jetzt kaue ich vorsorglich auf beiden Seiten.

---

[109] „Fast jeder Mensch hat eine **bevorzugte Kauseite**. Das hat aber keinerlei nachteilige Auswirkung auf Zähne und Muskulatur", sagt *Prof. Dr. med. Dr. med. dent. Gernot R. Göz*, Fachzahnarzt für Kieferorthopädie, Zahn-, Kiefer-, und Gesichtschirurgie sowie Direktor des Zentrums für Zahn-, Mund- und Kieferheilkunde aus Tübingen. (Quelle: 2013 Men's Health – Rodale-Motor-Presse GmbH & Co. KG)

Kapitel 11
Vegetarische Ernährung

Ich bin seit dem 01.01.2007 „Teil-Vegetarier", ernähre mich also nicht mehr von Fleisch- und Wurstwaren – esse aber Fisch. Seit 2013 nehme ich zunehmend mehr und mehr biologisch erzeugte/angebaute und faire Lebensmittel[110] zu mir.

Ergänzend zu den Grundnahrungsmitteln esse ich ziemlich regelmäßig – möglichst Bioprodukte – wie
- „Rote Bete"[111],
- Sauerkraut[112] und
- Karotten;
- morgens nehme ich einen Schluck Leinöl[113], das ja aus Leinsamen hergestellt wird.

Wegen der vegetarischen Ernährung hat mir der Hausarzt meines Vertrauens geraten, regelmäßig Eisentabletten[114] einzunehmen.

---

[110] fairtrade-deutschland: **Was ist Fairtrade?** Fairtrade verbindet Konsumentinnen und Konsumenten, Unternehmen und Produzentenorganisationen und verändert Handel(n) durch bessere Preise für Kleinbauernfamilien, sowie menschenwürdige Arbeitsbedingungen für Beschäftigte auf Plantagen in Entwicklungs- und Schwellenländern., URL: https://www.fairtrade-deutschland.de/was-ist-fairtrade.html

[111] Zentrum der Gesundheit: Nur ein paar Überschriften: **Rote Bete** schützt Leber und Galle, Rote Bete schützt Herz und Blutgefässe, Rote Bete sorgt für gute Laune, Rote Bete reguliert den Blutdruck, Rote Bete schützen vor Krebs, Rote Bete für einen reinen Körper, URL: http://www.zentrum-der-gesundheit.de/rote-bete.html

[112] Zentrum der Gesundheit: **Sauerkraut** ist Lebensmittel und probiotisches Nahrungsergänzungsmittel in einem. Es ist voller hochwirksamer und lebenswichtiger Mikroorganismen. Diese Mikroorganismen bilden einen Grossteil des menschlichen Immunsystems und schützen den Organismus vor chronischen Krankheiten, Parasiten, Viren und vor schädlichen Bakterien., URL: http://www.zentrum-der-gesundheit.de/sauerkraut.html

[113] Gesundheit und Lebenskraft durch Vitalstoffe aus der Natur: **Leinsamen kann das Wachstum von Prostatakrebs verringern** – ... Eine Studie, die an der Duke University in North Carolina/USA von Wendy Demark-Wahnefried und ihre Kollegen an 161 Männeren durchgeführt wurde, zeigte nun, dass 30 Gramm Leinsamen pro Tag das Fortschreiten von Prostata-Krebs signifikant verringern kann. ..., URL: http://www.topfruechte.de/leinsamen-kann-das-wachstum-von-prostatakrebs-verringern/

[114] Alle 3 bis 4 Tage eine **„ferro sanol 40 mg Dragées"** (Orales Eisenpräparat gegen Eisenmangel. Das Arzneimittel wird zur Behandlung von Eisenmangel und Eisenmangelanämie angewendet.)

Kapitel 12
Sportliche Aktivitäten

Seit 1996 bin ich auf einem sportiven Fahrrad unterwegs, und ich lege pro Jahr grundsätzlich zwischen 5 000 und 7 000 km zurück. Anfangs bin ich nur von Mai bis November gefahren; seit 2014 fahre ich – wenn die Straßen- und Witterungsverhältnisse es zulassen – ganzjährig.[115]

Außerdem trainiere ich regelmäßig an meiner Kraftmaschine [vgl. **Kapitel 3 – HWS-Syndrom (Anfang der 1990er Jahre)**].

Weiterhin gibt es durchgängig auf meinem ca. 1.400 qm großen Grundstück – mit teils extremer Hanglage – Arbeit, was auch mit körperlichen Anstrengungen verbunden ist und von mir unter der „Kategorie Sport" läuft.

---

[115] *Hunsicker, Ernst*, Radfahren in den Regionen Osnabrück – Münster – Bielefeld - Gütersloh – Rheine – Illustrierte sowie kommentierte Erlebnisse und Beobachtungen auch unter Umweltschutzaspekten, a.a.O., Link: https://www.grin.com/document/184320

Kapitel 13
Fahrradunfall (24.07.2021)

Am Samstag, dem 24.07.2021, war ich auf einer längeren Radtour (Bad Iburg – Lengerich/Westf. – Ibbenbüren –Hörstel – Riesenbeck – Sinnigen – Saerbeck – Ladbergen – Kattenvenne – Lienen – Bad Iburg = 105 km) unterwegs.

Zwischen 15:00 und 16:00 Uhr und gut einen Kilometer von meinem Wohnhaus entfernt befuhr ich mit meinem Crossbike in Bad Iburg den „Ostenfelder Weg" aus Richtung „Pättken"/„Vossegge" in Richtung „B 51 /Münsterstraße". Meine Fahrgeschwindigkeit lag zwischen 10 und 15 km/h und ich fuhr auf der rechten Seite des Weges.

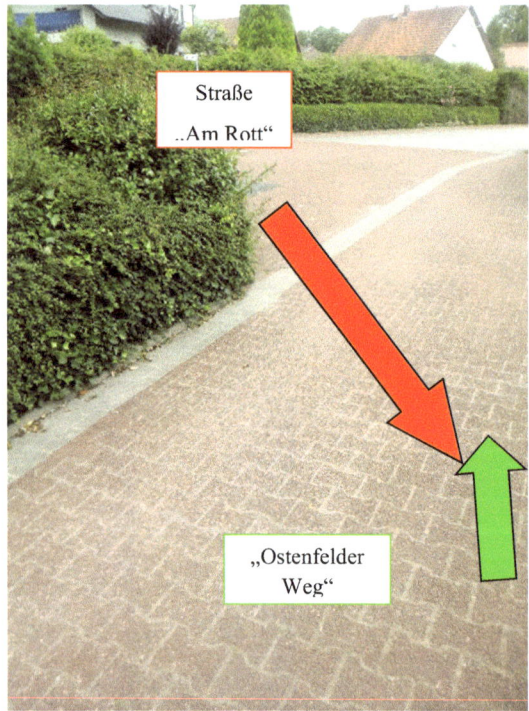

Aufnahme: 24.07.2021

Legende:
- roter Pfeil: Schüler
- grüner Pfeil: *Ernst Hunsicker*

Für mich völlig überraschend kam für mich von links aus der Straße „Am Rott" mit seinem Fahrrad ein 9 Jahre alter Schüler, der aus seiner Fahrtrichtung gesehen nach rechts in den „Ostenfelder Weg" mit überhöhter Geschwindigkeit abbog, dadurch bedingt einen größeren Kurvenradius fahren musste und mir ins Fahrrad fuhr. Ich konnte noch bremsen, aber einen Zusammenstoß nicht vermeiden, sodass ich mit meinem Crossbike stürzte.

Dadurch zog ich mir eine nicht unerhebliche Verletzung am linken Knie und leichte Schürfwunden in der linken Innenhand und am linken Ellenbogen zu.

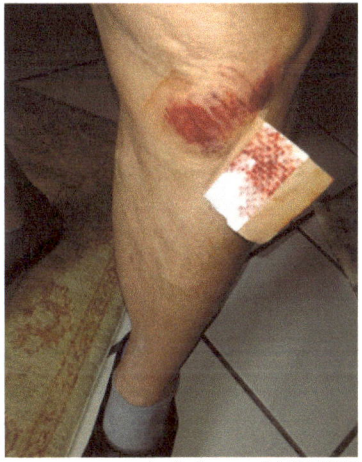

Aufnahmen: 24.07.2021

Verletzung linkes Knie

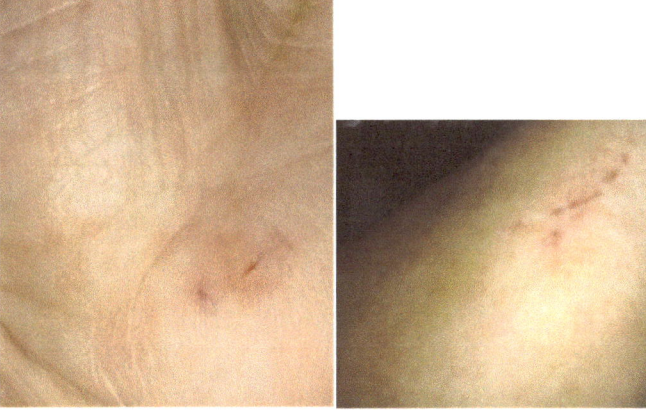

Schürfwunde li. Innenhang   Schürfwunde li. Ellenbogen

Im Übrigen gilt an dieser Stelle die Vorfahrtsregel „rechts vor links", sodass ich auch vorfahrtsberechtig war.

Der Schüler kam nicht zu Fall und blieb auch offenbar unverletzt. Er setzte anschließend seine Fahrt in den „Bereich Vossegge" fort.

An meinem Fahrrad ist kein besonders nennenswerter Schaden entstanden – lediglich leichte Kratzer an der linksseitigen Klickpedale.

Der Schüler erklärte unmittelbar nach dem Zusammenprall „Entschuldigung – es tut mir leid."

Ich verspürte nach dem Sturz starke Schmerzen im linken Knie; insbesondere beim Treppensteigen.

Am Sonntag, 25.07.2021, bin ich wegen dieser Schmerzen in das Franziskushospital Harderberg (Unfallchirurgische Ambulanz) gefahren. Der behandelnde Arzt veranlasste zunächst Röntgenaufnahmen und erklärte, dass vorsorglich auch noch eine Computertomographie (CT) erforderlich sei (evtl. Knochenabsplitterung). Der Notfall-Bericht des untersuchenden Arztes ergab folgende Beurteilung:
-   Kein Nachweis einer frischen knöchernen Verletzung. Geringer Gelenkerguss.
-   Diagnose: Knieprellung links, Abschürfung li. Knie

Anschließend bin ich zur Protokollaufnahme zum Polizeikommissariat Georgsmarienhütte (Vorgangs-Nr. 202100875411 – weitere Bearbeitung durch die Polizeistation Bad Iburg) gefahren.

Die Staatsanwaltschat Osnabrück hat das Verfahren wegen fahrlässiger Körperverletzung eingestellt, weil der verursachende Schüler strafunmündig ist.

Zum Glück ist der Schüler über seine Mutter haftpflichtversichert und ich erhielt 500,00 € Schmerzensgeld. Das habe ich mir schon allein wegen der vielen „Schreiberei" mit meiner Beihilfestelle, meiner privaten Krankenversicherung und der Haftpflichtversicherung „verdient".

Kapitel 14
Vierte Corona-Schutzimpfung (08.04.2022)
mit erheblichen gesundheitlichen Folgen

Das Coronavirus SARS-CoV-2 ist in Deutschland weiterhin sehr verbreitet. Die Impfung gegen das Coronavirus ist der wirksamste Schutz vor COVID-19, insbesondere vor schweren Krankheitsverläufen.

Alle verfügbaren Impfstoffe gegen COVID-19 haben eine gute Wirksamkeit. Die Grundimmunisierung (zwei Impfungen) gefolgt von Auffrischimpfungen sind der beste Schutz vor einer schweren Erkrankung.

Unsere Themenseiten informieren ausführlich über die Impfstoffe gegen COVID-19 und was es bei der Corona-Schutzimpfung zu beachten gilt. Mit dem Corona-Impfcheck können Sie auch prüfen, ob eine (weitere) Corona-Schutzimpfung für Sie oder Ihre Angehörigen ansteht.

Auffrischimpfung nicht aufschieben – Zeitgerecht impfen wichtiger als Wahl des Impfstoffs!

Im September 2022 wurden erste an Omikron-Varianten des Coronavirus SARS-CoV-2 angepasste (adaptierte) Variationen der mRNA-Impfstoffe Comirnaty® und Spikevax® genehmigt, die ab einem Alter von 12 Jahren zur Auffrischimpfung eingesetzt werden können (siehe Themenseite „Impfstoffe gegen COVID-19"). Die neuen Impfstoffvarianten enthalten sowohl die mRNA der Ursprungsvariante des Coronavirus als auch die mRNA der Omikron-Variante BA.1 („Comirnaty Original/Omicron BA.1" bzw. „Spikevax Bivalent Original/Omicron BA.1") oder die Ursprungsvariante des Coronavirus plus mRNA der Omikron-Varianten BA.4/BA. 5 („Comirnaty Original/Omicron BA.4-5").

Am 20. September 2022 hat die Ständige Impfkommission (STIKO) das Stellungnahmeverfahren zu einer Aktualisierung ihrer COVID-19-Impfempfehlungen eingeleitet. Nach Abschluss des Verfahrens tritt die Impfempfehlung offiziell in Kraft. Die STIKO empfiehlt darin, für alle Auffrischimpfungen (Booster-Impfungen) ab 12 Jahren bevorzugt Omikron-angepasste mRNA-Impfstoffe einzusetzen (siehe Themenseite „Boostern: Auffrischimpfung gegen COVID-19").

Wichtiger als die Wahl des Impfstoffs ist es nach Ansicht der Ständigen Impfkommission STIKO, empfohlene Impfungen in den empfohlenen Impfabständen wahrzunehmen. Dies gilt insbesondere auch für die Auffrischimpfungen. Denn auch die bisherigen mRNA-Impfstoffe schützen vor schweren

COVID-19-Krankheitsverläufen, auch durch Omikron-Varianten. Daher sollen Personen, die vor Kurzem ihre Auffrischimpfungen mit einem der bisherigen monovalenten Impfstoffe erhalten haben, keine Extra-Impfdosis mit einem angepassten Impfstoff erhalten.

Weiterhin ist auch die Beachtung der AHA+L+A-Formel wichtig: Abstand halten, Hygiene beachten, im Alltag in bestimmten Situationen Maske tragen, regelmäßig lüften und die Corona-Warn-App nutzen.[116]

Ich habe folgende Impfungen erhalten;
- 13.04.2021   Covid-19 Vaccine AstraZeneca im Impfzentrum Georgsmarienhütte,
- 06.07.2021   Covid-19 Vaccine AstraZeneca im Impfzentrum Georgsmarienhütte,
- 09.01.2022   COMIRNATY von BioNTech/Pfizer in meiner Hausarztpraxis und
- 08.04.2022   COMIRNATY von BioNTech/Pfizer in meiner Hausarztpraxis.

Die ersten drei Impfungen waren ohne Probleme. Nach der 4. Impfung (08.04.2022) hatte ich über viele Wochen Corona-Symptome. In der Nacht zum 09.04. bekam ich starke Kopf- und Gliederschmerzen, die bis zum Folgetag anhielten. Danach hatte ich über viele Wochen Einschränkungen beim Hören, Sehen und Schmecken (alles schmeckte nach Pappe). Dazu kamen Kraft-, Appetit- und Lustlosigkeit sowie ständiges Aufstoßen. Beim Radfahren war ich nach 30 km total groggy. Vorher bin ich noch locker 100 km ohne Pause gefahren.

Der Hausarzt meines Vertrauens meinte, dass es keinen kausalen Zusammenhang zwischen der 4. Impfung und den Erkrankungen sowie körperlichen Einschränkungen geben würde, wozu ich ihm aber nicht folgen kann.

Dieser Hausarzt hat folgende Untersuchungen per Überweisung veranlasst bzw. dazu geraten:
- MRT vom Kopf – leichte Veränderung gegenüber der Untersuchung vom 20.01.2016 [vgl. **Kapitel 10 - Gesundheitscheck um die Jahreswende 2015/16 aus besonderem Anlass (Verdacht einer idiopathischen Trigeminusneuralgie)**], aber nichts Bedrohliches oder Bedenkliches,
- Hals-Nasen-Ohren-Arzt (nichts festgestellt),

---

[116] infektionsschutz.de, URL: https://www.infektionsschutz.de/coronavirus/schutzimpfung/

- In einer kardiologischen Praxis wurde am 28.04.2022 per EKG und Ultraschall mein Herz untersucht (lediglich altersbedingte Feststellungen, Operation und Medikamente nicht erforderlich). Ich fühlte mich zu diesem Zeitpunkt immer noch schlapp und konnte die Belastung so gerade überstehen.
- Wegen des ständigen Aufstoßens habe ich von meinem Hausarzt eine Überweisung für eine Magenspiegelung in einer Gastroenterologischen Fachpraxis erhalten. Da ich Vorbehalte zu der Magenspiegelung habe, wurde am 07.06.2022 eine Ultraschalluntersuchung vorgenommen. Befund: V.a. kurzstreckige aneurysmatische Aufweitung der Aorta[117] abdominalis bis 3,5 cm / Aortenatheromatose[118].
Keine Magengeschwüre oder sonstige Auffälligkeiten.

---

[117] **Was ist eine Aneurysmatische Erweiterung?** Ein Aortenaneurysma ist eine Erweiterung der Hauptschlagader (Durchmesser $\geq$ 3 cm), welche im gesamten Verlauf der Ader (Brust- und Bauchschlagader) auftreten kann. Die Hauptschlagader (Aorta) ist davon am Häufigsten betroffen. In den meisten Fällen entwickelt sich ein Aneurysma im unteren Bereich der Aorta., URL: https://www.google.com/search?client=firefox-b-d&q=aneurysmatische+Aufweitung
[118] Befunddolmetscher: Bei der **Aorten-Atheromatose** bilden sich Ablagerungen in der Wand der Hauptschlagader. Die Hauptschlagader ist ein sehr großes Blutgefäß im Körper. Die Hauptschlagader kommt direkt aus dem Herzen. Sie verläuft in einem Bogen durch den Brustkorb. Sie verläuft dann nach unten durch den Bauch Richtung Beine. Die Hauptschlagader befördert so das Blut durch den ganzen Körper. Die Ablagerungen in der Hauptschlagader bestehen unter anderem aus Kalk und Fett. Durch die Ablagerungen kann sich die Blutgefäßwand entzünden und verhärten. Die Hauptschlagader kann dadurch enger sein als normalerweise. Umgangssprachlich nennt man das auch "Gefäßverkalkung". Ein hoher Blutdruck und erhöhte Blutfette begünstigen die Bildung von den Ablagerungen., URL: https://befunddolmetscher.de/aortenatheromatose (Letzte Änderung: 03.02.2017)

Der mich behandelnde Arzt in der Gastroenterologischen Fachpraxis hat mich an eine Fachpraxis für Innere Medizin und Angiologie überwiesen, wo eine weitere Untersuchung am 21.06.2022 erfolgte. Befund: Aufweitung der Aorta unter 3,0 cm (also auch hier Entwarnung)[119].

Ich habe am 28.04.2022 vorsorglich einen PCR-Test in meiner Hausarztpraxis gemacht, der negativ war. Jetzt mit Stand November 2022 ist alles abgeklungen und ich bin wieder ok.

---

[119] gesundheitsinformation.de, **Aneurysma der Bauchschlagader (Bauchaortenaneurysma):** Durch die Hauptschlagader gelangt das sauerstoffreiche Blut aus dem Herzen in den Körper. Den Teil der Hauptschlagader, der in der Bauchhöhle verläuft, nennt man Bauchschlagader (Bauchaorta). Sie hat normalerweise einen Durchmesser von etwa 2 cm. Wenn sich die Bauchschlagader an einer Stelle ausdehnt und eine Ausbuchtung mit einem Durchmesser von mehr als 3 cm bildet, spricht man von einem Aneurysma der Bauchschlagader. Ein solches Aneurysma bleibt normalerweise unbemerkt, weil es in der Regel keine Beschwerden verursacht. Die meisten Aneurysmen der Bauchschlagader bleiben harmlos. Wenn sich ein Aneurysma jedoch weiter ausdehnt, besteht die Gefahr, dass die Bauchschlagader plötzlich reißt. Dies ist ein Notfall und lebensbedrohlich. ... Aneurysmen der Bauchschlagader verursachen meist keine Beschwerden. Ein großes Aneurysma kann sich durch Rücken- oder Bauchschmerzen bemerkbar machen oder durch Schmerzen in der Seite. Wenn die Bauchschlagader reißt, tritt ein plötzlicher Schmerz im Rücken auf, der in die Seite oder in die Leiste ausstrahlt. Durch den Riss kommt es schnell zu starkem Blutverlust, der rasch zu Schwindel, Bewusstlosigkeit und schließlich zu einem Kreislaufzusammenbruch führt. ..., URL: https://www.gesundheitsinformation.de/aneurysma-der-bauchschlagader-bauchaortenaneurysma.html

Kapitel 15
„Schönheitseingriffe" (Augenlider und Zähne),

Kapitel 15.1
OP der Augenlider (26.03.2019)

In der Augenklinik Bad Rothenfelde wurde mir nach einer Untersuchung im Oktober 2018 folgendes attestiert:

„Aufgrund der ausgeprägten Blepharochalasis[120] an beiden Augen mit deutlich auf der Wimpernreihe liegendem Hautlappen und dadurch resultierenden Gesichtsfeldeinschränkungen besteht eine medizinische Indikation für eine Operation."

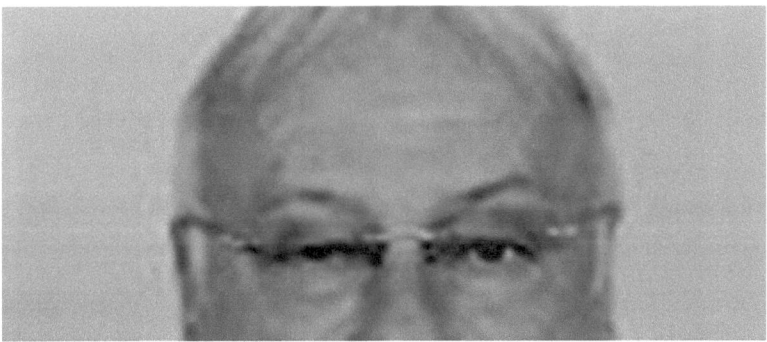

Augenlider vor der OP

---

[120] DocCheck Flexikon: **1 Definition** - Bei der **Blepharochalasis** handelt es sich um eine Lidfehlstellung, die nicht nur bei älteren, sondern auch bei jüngeren Personen zu beobachten ist und auch angeboren sein kann (Ascher-Syndrom). Sie ist eine Form der Dermatochalasis ... **3 Symptome** - Dadurch, dass die Haut des Oberlides aufgrund der Bindegewebserschlaffung nicht mehr straff ist, ragt der überschüssige Teil über den Lidrand. Oft steht das ästhetische Problem im Vordergrund. Doch es kann auch sein, dass der Betroffene beim Öffnen der Augen gegen einen höheren Widerstand ankämpfen muss, sodass sich mit der Zeit auch Kopfschmerzen entwickeln können. Zusätzlich ist aber auch eine starke Einschränkung des Gesichtsfeldes möglich, was das ursprünglich rein kosmetische Problem zu einem augenärztlichen macht. ..., URL: https://flexikon.doccheck.com/de/Blepharochalasis

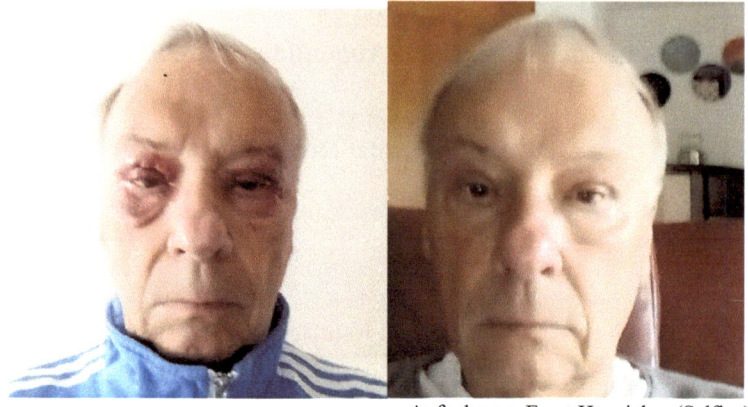

unmittelbar nach der OP   acht Tage später nach dem Entfernen
der Fäden

Am 26.03.2019 – also nach einer langen Wartezeit – wurde die OP durchgeführt. Die Kosten (OP: 262,50 €, Entfernung der Fäden: 31,36 €) wurden
ohne Probleme von meiner Beihilfestelle und meiner privaten Krankenkasse
übernommen.

Erfreulicher Nebeneffekt: Ich benötige meine Brille jetzt nur noch, wenn
- ich bei Dunkelheit mit dem Auto fahre, weil ich dann die Konturen der
  Straße besser erkennen kann und
- beim Fernsehen, wenn das Gerät mehr als fünf Meter entfernt steht.

Wenn ich das meinem Augenarzt, einem Optiker oder sonst wem erzähle,
dann schauen mich alle ungläubig an.

Kapitel 15.2
Korrekturen der Zähne
Ober- und Unterkiefer (Januar 2019 bis November 2020)

Nach der Augenlid-OP ging es zunächst an die Schneidezähne im Oberkiefer. Die von mir aufgesuchte Zahnarztpraxis wirbt wie folgt für sich:
„Unsere Praxisschwerpunkte sind:
Ästhetische Zahnheilkunde – natürlich schöne Zähne durch z.b. CEREC, Bleaching, Vollkeramik Zahnersatz, Zirkon, Lumineers, Veneers, Inlays und Zahnfleischchirurgie
Implantate – Hightech Zahnwurzeln - dauerhafte Zuverlässigkeit durch Zahnimplantate und Knochenaufbau
Kieferorthopädie - schöne gerade Zähne für Kinder und Erwachsene durch z.b. Damon-System, feste Zahnspange, Funktionskieferorthopädie, Bionator, Invisalign, Insignia
Prophylaxe – Erhaltung Ihrer Zähne und Schutz vor Parodontitis, Parodontose und Karies durch z.B. Professionelle Zahnreinigung und Airflow"

Vier **Schneidezähne im Oberkiefer**, die nicht mehr besonders ansehnlich waren, erhielten Voll- oder Teilkronen. Die Kosten in Höhe von 3.289,49 € wurden von meiner Beihilfestelle und von meiner privaten Krankenkasse übernommen.
Behandlungszeitraum: 18.01.2019 bis 27.05.2019

Die **Schneidezähne im Unterkiefer** waren krumm und schief. Ich hatte vor, diese Zähne ziehen zu lassen und durch Implantate zu ersetzen. In der dazu aufgesuchten Zahnarztpraxis wurde dringend davon abgeraten, weil die Zähne gesund seien. Alternativ wurde auf die Möglichkeit einer Zahnkorrektur durch eine innen liegende Zahnspange hingewiesen, wozu ich mich dann auch entschlossen habe.

Es gibt allerdings in Deutschland nur wenige Zahnarztpraxen, die darauf spezialisiert sind. Es befindet sich aber in der Nähe meines Wohnortes eine solche Praxis, die für sich wie folgt wirbt:
„Seit 1997 führen wir unsere kieferorthopädische Fachpraxis in Bad Essen. Unsere Patienten – Kinder, Jugendliche und Erwachsene – kommen von weit her zu uns. Unsere Praxis ist heute die weltweit größte Spezialpraxis für innenliegende, unsichtbare Zahnspangen, die Prof. Dr. Wiechmann selbst entwickelt hat. In professionellen Händen sind Sie bei uns aber auch, wenn Sie oder Ihre Kinder eine herausnehmbare Zahnspange benötigen oder ganz klassisch: eine feste, von außen sichtbare. Dank unserer dreijährigen Fachzahnarztausbildung beherrschen wir alle Behandlungsmöglichkeiten und

kennen alle Wege, Ihre Zähne „in Ordnung" zu bringen – wir finden das für Sie optimale Behandlungskonzept."

Nach dem Kieferorthopädischen Behandlungsplan ergab sich für die Behandlung ein voraussichtlicher Endbetrag von 2.883,76 €.
Behandlungszeitraum (Voraussichtliche Dauer: 8 Quartale)

Ich habe den Behandlungsplan an meine Beihilfestelle und an meine private Krankenkasse übersandt. Die Beihilfestelle hat eine Kostenübernahme abgelehnt, aber meine private Krankenkasse war bereit, 30 % der Kosten zu tragen.

An die innenliegende Zahnspange musste ich mich kurze Zeit gewöhnen. Probleme gab es aber nicht.

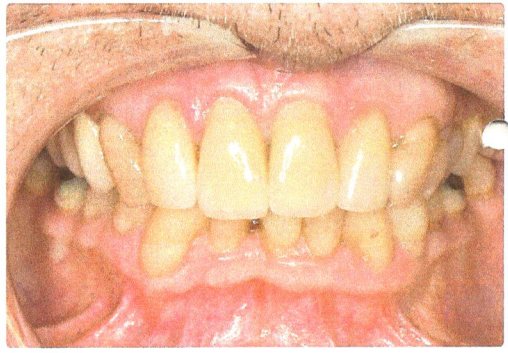

Beginn der Behandlung

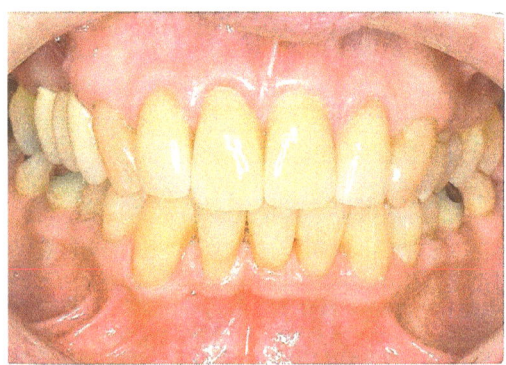

Aufnahmen: Praxis Prof. Wiechmann, Dr. Beyling & Kollegen, Bad Essen

Ergebnis der Behandlung

Nach dem Entfernen der Zahnspange erhielt ich eine Rechnung für eine letzte Behandlung am 09.11.2020.

Leistungsbeschreibung/Auslagen

Umformung eines Kiefers, mittlerer Umfang

Beratung, auch telefonisch

Eingliederung eines ungeteilten Bogens

…

Bei dem ungeteilten Bogen dürfte es sich um eine Art Draht handeln, der die behandelten Zähne im Unterkiefer in einer stabilen Lage hält. Diesen Draht, der überhaupt nicht stört, muss ich bis zu meinem Lebensende tragen. Einmal pro Jahr muss ich zu einer Kontrolluntersuchung in diese Praxis.

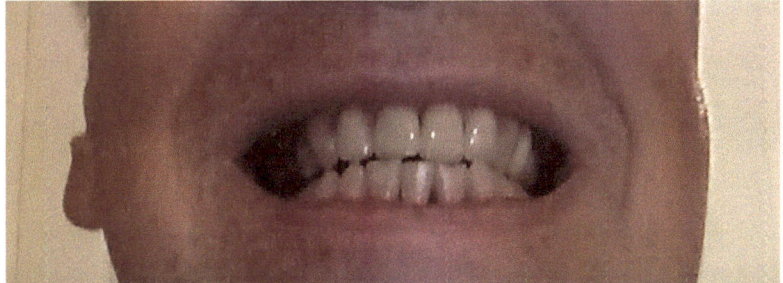

Aufnahme: 31.10.2022 - Ernst Hunsicker (Selfi)

Ich bin mit dem Gesamtergebnis sehr zufrieden. Eine Bekannte, der ich von den Behandlungen erzählt habe, meinte ganz süffisant „Dann kannst Du ja besser ins Gras beißen!". Ich hoffe allerdings, dass das noch recht lange dauert.

Kapitel 16
Aktueller Gesundheitszustand (November 2022)

Wenn man/frau liest, was ich seit April 2017 alles durchgemacht habe und welche Erkrankungen bei mir vorliegen (sollen), dann müsste ich mindestens todkrank sein.

Ich fühle mich aber mit 78 Jahren fit und kann mit meinem neuen Crossbike (ohne Motor) 100 km in ca. 5 Stunden ohne Pause zurücklegen.

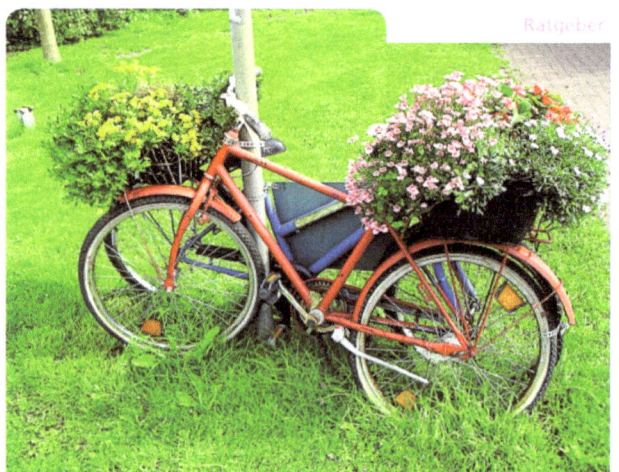

Ernst Hunsicker

Radfahren in den Regionen Osnabrück –
Münster – Bielefeld – Gütersloh – Rheine
Illustrierte sowie kommentierte Erlebnisse und Beobachtungen
auch unter Umweltschutzaspekten

6. überarbeitete und ergänzte Auflage (2022)

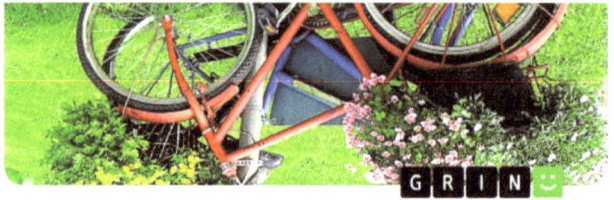

Körperdaten (Stand)
Größe: 178 cm
Gewicht: 77 kg
Blutdruck: 137 / 68 / 72 (28.10.2022, 21:35 h), ca. sechs Stunden nach 91 km Radfahren (grundsätzlich bewegt sich mein Blutdruck zwischen 130/140 (systolisch) zu 70/80 (diastolisch).

Medikamente
- morgens nach dem Frühstück:
  - Candesartan - 1 A Pharma 32 mg Tabletten[121],
  - Atorvastatin – 1 A Pharma 20 mg Filmtabletten[122],
  - Tamsulosin – 1 A Pharma 0,4 mg Retardtabletten[123],
  - Xtandi 40 mg Filmtabletten (= 4 Stück)[124]

---

[121] AbZ Parma, **1. Was ist Candesartan-AbZ 32 mg und wofür wird es angewendet?** Der Name Ihres Arzneimittels ist Candesartan-AbZ 32 mg. Der Wirkstoff ist Candesartanicilexetil. Es gehört zu einer Gruppe von Arzneimitteln, die Angiotensin-II-Rezeptor-Antagonisten genannt werden. Es wirkt, indem es Ihre Blutgefäße entspannt und erweitert. Dies hilft, Ihren Blutdruck zu senken. Es macht es auch einfacher für Ihr Herz, das Blut in alle Bereiche Ihres Körpers zu pumpen. ..., URL: https://www.abz.de/medikamente/details/praeparate/praeparatedaten/detail/pzn-9074997.html

[122] *Net*Doktor, Der Wirkstoff **Atorvastatin** gehört zu den sogenannten Statinen - einer Wirkstoffgruppe, die erhöhte Cholesterinwerte senken kann. Zu viel Cholesterin im Blut begünstigt Arterienverkalkung, die unter anderem zu koronarer Herzkrankheit und Schlaganfall führen kann. Hier lesen Sie alles Wichtige über den Cholesterinsenker Atorvastatin, Nebenwirkungen und Anwendung. ..., https://www.netdoktor.de/medikamente/atorvastatin/

[123] APOTHEKENUmschau, Wie wirkt der Inhaltsstoff des Arzneimittels? Der Wirkstoff **Tamsulosin** gehört zu den so genannten Alpha-Rezeptorenblockern und wird zur Behandlung der Symptome einer gutartigen Prostatavergrößerung eingesetzt. Tamsulosin entspannt die glatte Muskulatur von Prostata und Harnröhre und verbessert so den Harnfluss. ..., URL: https://www.apotheken-umschau.de/medikamente/beipackzettel/tamsulosin-1a-pharma-04-mg-retardtabletten-9322739.html (Quelle: ABDATA Pharma-Daten-Service)

[124] DocMorris, **Xtandi 40 mg Filmtabletten**, Das Arzneimittel enthält den Wirkstoff Enzalutamid. Es wird zur Behandlung von Prostatakrebs bei erwachsenen Männern eingesetzt, bei denen der Tumor bereits in andere Bereiche des Körpers gestreut hat. Wie wirkt das Arzneimittel? Dieses Präparat ist ein Arzneimittel, das wirkt, indem es die Aktivität von Hormonen blockt, die Androgene genannt werden (wie z. B. Testosteron). Durch die Blockade der Androgene hindert Enzalutamid die Prostatakrebszellen daran, zu wachsen und sich zu teilen. ..., URL: https://www.docmorris.de/xtandi-40-mg-filmtabletten/13980224

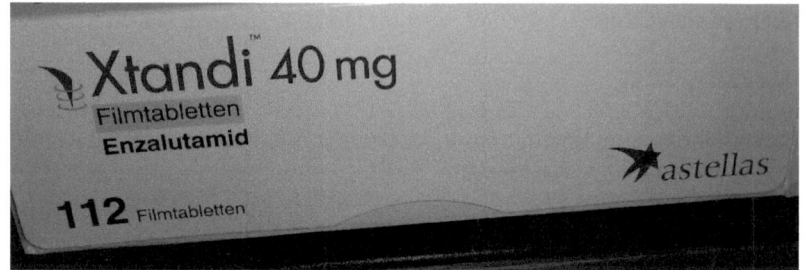

- abends nach dem Abendessen:
  - Amlodipin [besilat] A^{b}Z 5 mg Tabletten[125]

Ich schlucke also täglich acht Tabletten. Irgendwelche Nebenwirkungen verspüre ich überhaupt nicht!

Da mir die jetzt verschriebenen Medikamente wieder ein normales Leben ermöglichen, schalte ich diese Krankheiten/Erkrankungen, die mich seit April 2017 vorübergehend sehr belastet haben, weitgehend kopfmäßig aus. Ich fühle mich gesund, weiß aber, was so alles an Krankheiten in mir schlummert.

Mein PSA-Wert am 15.08.2022: ≈ 14 ng/ml

Der mich behandelnde Urologe hat mir bei einem Besuch in seiner Praxis am 10.10.2022 mitgeteilt, dass er mit diesem Wert sehr zufrieden ist. Ich führe diesen Wert insbesondere auf die Einnahme von „Xtandi 40 mg Filmtabletten" zurück.

---

[125] apotheken.de, 1.1.Welche Eigenschaften hat das Arzneimittel? **Amlodipin besilat AbZ 5 mg Tabletten** enthält den Wirkstoff Amlodipin, ein Arzneimittel aus der Gruppe der sogenannten Calciumantagonisten. Amlodipin hat blutdrucksenkende und durchblutungsfördernde Eigenschaften. Amlodipin wird üblicherweise in Salzform als Amlodipinbesilat, -maleat oder -mesilat angewendet. Amlodipin ist verschreibungspflichtig und darf nur auf ärztliche Anweisung angewendet werden. ..., URL: https://www.apotheken.de/beipackzettel/AA4749/Amlodipin+besilat+AbZ+5+mg+Tabletten

Kapitel 17
Berichte über ärztliche Behandlungsfehler

Behandlungsfehler

Bei Verdacht auf einen Behandlungsfehler leiden Patientinnen und Patienten oftmals unter massiven gesundheitlichen Einschränkungen und sind verunsichert, weil eine Behandlung nicht zu dem gewünschten Erfolg geführt hat. Medizinische Sachverhalte und Behandlungen sind häufig schwer zu verstehen, es besteht das Gefühl von Hilflosigkeit. Da Ärztinnen und Ärzte und die Angehörigen anderer Heilberufe nicht den Erfolg ihrer Behandlung garantieren können, sondern nur verpflichtet sind, ihre Durchführung nach den allgemein anerkannten fachlichen Standards vorzunehmen, ist die Beurteilung, ob ein Behandlungsfehler vorliegt oder nicht, sehr schwierig. Dazu kommen Fragen der Ursachenzusammenhänge, die nicht immer eindeutig sind, beispielsweise folgende: Sind die negativen Folgen einer Behandlung auf ihre womöglich fehlerhafte Ausführung zurückzuführen oder hat sich der Gesundheitszustand insgesamt verschlechtert? Hat sich vielleicht nur ein typisches allgemeines Risiko einer medizinischen Maßnahme verwirklicht? Um diese Fragen zu klären und um solche schwierigen Lebenssituation zu bewältigen, bestehen im Gesundheitswesen kostenfreie Unterstützungsangebote. ...[126]

In den Medien wird immer wieder über ärztliche Behandlungsfehler berichtet. Dazu eine kleine Statistik-Auswahl:

2243 Arztfehler registriert

epd **BERLIN**. Die von den Ärztekammern festgestellte Zahl von Behandlungsfehlern ist 2013 auf dem Niveau des Vorjahres geblieben. Gutachterkommissionen und Schlichterstellen hätten in 2243 Fällen Behandlungsfehler festgestellt, teilte die Bundesärztekammer mit. *Seite 2*

Ärzte: Weniger Fehler

Kammer legt Statistik vor – Risiko bei Gelenk-OPs am größten

dpa **Berlin. Bei einer Operation an Knie, Hüfte oder Sprunggelenk werden Patienten besonders häufig Opfer von Fehlern. Insgesamt**

---

[126] Bundesministerium für Gesundheit, URL: https://www.bundesgesundheitsministerium.de/themen/praevention/patientenrechte/behandlungsfehler.html

erkannten Gutachter der Ärzteschaft im vergangenen Jahr 2243 Behandlungsfehler – 77 davon mit tödlichem Ausgang. …

Rund drei Viertel der geprüften Behandlungen betrafen die Krankenhäuser, der Rest die Praxisärzte. Die meisten Gutachten betrafen Unfallchirurgen und Orthopäden, gefolgt von anderen Chirurgen und Internisten. …[127]

Statistik 2017

Weniger Behandlungsfehler durch Ärzte

Die Zahl der Behandlungsfehler in Krankenhäusern und Praxen ist nach Daten der Ärzteschaft 2017 leicht zurückgegangen. Festgestellt wurden 2213 Fälle, drei Viertel davon betrafen Behandlungen in Kliniken.

Auch Ärzte können irren: Wie die Bundesärztekammer mitteilte, wurden im vergangenen Jahr Behandlungsfehler in 2213 Fällen anerkannt. Das sind 32 weniger als noch im Jahr davor. Ursache für einen Gesundheitsschaden waren solche Fehler oder Mängel in der Risikoaufklärung in 1783 Fällen - nach 1845 im Jahr 2016. Insgesamt trafen die Gutachterkommissionen und Schlichtungsstellen der Ärzteschaft im vergangenen Jahr bundesweit 7307 Entscheidungen zu mutmaßlichen Fehlern (2016: 7639). Weiter am häufigsten beschwerten sich Patienten nach Behandlungen von Knie- und Hüftgelenksarthrosen sowie Brüchen von Unterschenkel und Sprunggelenk.

Neben der Ärzteschaft gehen auch die Medizinischen Dienste der Krankenkassen Behandlungsfehlern nach. Im Jahr 2016 erstellten sie rund 15.000 Gutachten, in knapp jedem vierten Fall wurden Fehler bestätigt. Wie viele Patienten sich direkt an Gerichte, Anwälte oder Versicherungen wenden, ist unbekannt. …[128]

---

[127] Neue Osnabrücker Zeitung vom 24.06.2014, Titel und Seite 2
[128] tagesschau.de, URL: https://www.tagesschau.de/inland/patienten-101.html (Stand: 04.04.2018 11:44 Uhr)

Anhang

Autobiografien sowie Fach- und Sachbücher/Broschüren

von/mit *Ernst Hunsicker*

Autobiografien sowie Fach- und Sachbücher

von *Ernst Hunsicker*

Autobiografien

Authentische Polizei- und Kriminalgeschichten. <u>Zusammenfassung</u> – Von der Polizeischule (1962) bis zur Pensionierung (2004) und die Zeit danach,
GRIN Verlag (2020), 560 Seiten, 34,99 €* (Buch), 24,99 €* (eBook),
Link: https://www.grin.com/document/703167,

<u>Highlights:</u> Authentische Polizei- und Kriminalgeschichten – Von der Polizeischule (1962) bis zur Pensionierung (2004) und die Zeit danach – <u>2. Auflage</u>,
GRIN Verlag (2011), 231 Seiten, 24,99 €* (Buch), 14,99 €* (eBook),
Link: https://www.grin.com/document/141851,

Geschichten aus dem Polizei- und Kriminaldienst von 1962 bis 2004 – Authentische <u>Highlights</u> von der Polizeischule bis zur Pensionierung in Wort und Bild,
disserta Verlag (2014), 233 Seiten, 44,99 €* (Buch),

Authentische Polizei- und Kriminalgeschichten – Stationen und Situationen mit Bildern aus einem langen Berufsleben – <u>Teil 1</u> (1962 bis Mai 1988),
GRIN Verlag (2015), **2. Auflage**, 194 Seiten, 29,99 €* (Buch), 19,99 €* (eBook),
Link: https://www.grin.com/document/94116,

Authentische Polizei- und Kriminalgeschichten – Stationen und Situationen mit Bildern aus einem langen Berufsleben – <u>Teil 2</u> (Juni 1988 bis 1996),
GRIN Verlag (2008), 184 Seiten, 27,99*€ (Buch), 17,99 €* (eBook),
Link: https://www.grin.com/document/115004,

Geschichten aus dem Polizei- und Kriminaldienst von 1988 bis 1996 –Authentisches in Wort und Bild – <u>Teil 2</u>,
disserta Verlag (2014), 180 Seiten, 44,99 €* (Buch),

Authentische Polizei- und Kriminalgeschichten – Stationen und Situationen mit Bildern aus einem langen Berufsleben – <u>Teil 3</u> (1997 bis 2004 und die Zeit danach),
GRIN Verlag (2009), 204 Seiten, 27,99 €* (Buch), 17,99 €* (eBook),
Link: https://www.grin.com/document/121038,

Geschichten aus dem Polizei- und Kriminaldienst von 1997 bis 2004 und die Zeit danach – Authentisches in Wort und Bild – <u>Teil 3</u>,
disserta Verlag (2014), 199 Seiten, 44,99 €* (Buch), 34,99 €* (eBook),

Authentische Polizei- und Kriminalgeschichten –
Stationen und Situationen mit Bildern aus einem langen Berufsleben –
<u>Teil 4</u> (Nachträge von 1962 bis 2009),
GRIN Verlag (2009), 53 Seiten, 9,99 €* (Buch), kostenlos (eBook), 0,99 €* (Druckversion eBook),
Link: https://www.grin.com/document/126792,

Kindheits- und Jugenderinnerungen –Ein Lebensabschnitt im exemplarischen Kontext mit historischen Ereignissen, 2., überarbeitete & ergänzte Auflage (2018),
GRIN Verlag, 224 Seiten, 29,99 €* (Buch), 19,99 €* (eBook),
Link: https://www.grin.com/document/169040,

Erinnerungen an Kinder- und Jugendjahre in Wort und Bild –
Eine Zeit im Kontext mit historischen Ereignissen,
disserta Verlag (2014), 224 Seiten, 44,99 €* (Buch).

Geowissenschaften/Geographie – Fremdenverkehrsgeographie (Radfahren)

Radfahren in der Region Osnabrück – Münster – Bielefeld – Gütersloh –Illustrierte sowie kommentierte Erlebnisse und Beobachtungen auch unter Umweltschutzaspekten,
GRIN Verlag, <u>6. überarbeitete und ergänzte Auflage (2022)</u>, 569 Seiten, 39,99 €* (Buch), 19,99 €* (eBook),
Link: https://www.grin.com/document/184320,

Radtouren durch das Osnabrücker Land, das Münsterland und Ostwestfalen – Illustrierte sowie kommentierte Erlebnisse und Beobachtungen unter Einbeziehung von Umweltschutzaspekten,
Diplomica Verlag (2014), 206 Seiten, 29,99 €* (Buch).

Monografien: Präventive Gewinnabschöpfung

Die Präventive Gewinnabschöpfung (PräGe) im Überblick,
GRIN Verlag (2014), 33 Seiten, 9,99 €* (Buch), 6,99 €* (eBook),
Link: https://www.grin.com/document/278421,

Präventive Gewinnabschöpfung (PräGe) – Entscheidungssammlung in Volltexten, mit Leitsätzen, grundsätzlichen Aussagen/Feststellungen und thematischen Veröffentlichungshinweisen (Sammelband), 6., überarbeitete & erweiterte Auflage 2022,
GRIN Verlag, 498 Seiten, 34,99 €* (Buch), 24,99 €* (eBook),
Link: https://www.grin.com/document/89521,

Sammlung von Gerichtsentscheidungen zur Präventiven Gewinnabschöpfung (PräGe) – Volltexte, Leitsätze, Stichwörter und mehr, 1. Auflage (2014), disserta Verlag Hamburg, 327 Seiten, 34,99 €* (Buch),

Gefahrenabwehrende Sicherstellung von Sachen (hier: Bargeld) durch den Zoll und durch die Bundespolizei als Präventive Gewinnabschöpfung (PräGe) – GRIN Verlag (2018), 2., erweiterte Auflage, 66 Seiten, 12,99 €* (Buch), 9,99 €* (e-Book),
Link: https://www.grin.com/document/351571,

Verfassungsmäßigkeit der Präventiven Gewinnabschöpfung (PräGe) – Beurteilung der Verfassungsmäßigkeit unter Einbindung der BVerfG-Entscheidung zum erweiterten Verfall (§ 73d StGB) und der einschlägigen Rechtsprechung (PräGe),
GRIN Verlag (2009), 35 Seiten, 9,99 €* (Buch), 0 €* (eBook),
Link: https://www.grin.com/document/126793,

Ländervergleich: Präventive Gewinnabschöpfung (PräGe) – Rechtsgrundlagen, Rechtsprechung, Entwicklung und Stand in Deutschland – Vergleichbare Rechtsgrundlagen in Österreich und in der Schweiz?,
GRIN Verlag (2009), 97 Seiten, 12,99 €* (Buch), 7,99 €* (eBook),
Link: https://www.grin.com/document/140135,

Präventive Gewinnabschöpfung (PräGe) in Theorie und Praxis – Sicherstellung, Verwahrung von Verwertung von Gegenständen und (Bar-)Geld aus Gründen der Gefahrenabwehr in Kooperation von Polizei, Staatsanwaltschaft und Kommune (Osnabrücker Modell) – Arbeitshilfe,
Verlag für Polizeiwissenschaft, 3. Auflage (2008), 175 Seiten, 14,90 €* (Buch).

Kriminologie, Kriminalistik und Kriminalitätskontrolle

Kriminologische Regionalanalysen in der Stadt Osnabrück für die Jahre 1996/97, 2002/03 und 2007/08 – Problemkreise, Lösungsansätze, Umsetzungen und Wirkungen als Grundlagen für den Förderpreis der „Stiftung Kriminalprävention" (Städtepreis 2009),
GRIN Verlag (2010), 129 Seiten, 14,99 €* (Buch), 9,99 €* (eBook),
Link: https://www.grin.com/document/152083,

Kriminalitätskontrolle am Beispiel der Stadt Osnabrück – oder: Ein beruflicher Lebensabschnitt für Prävention und Repression (1988 bis 2004),
GRIN Verlag (2011), 255 Seiten, 29,99 €* (Buch), 19,99 €* (eBook),
Link: https://www.grin.com/document/164501,

Bevölkerungs- und Kriminalitätsentwicklung für die Zeiträume zwischen 1960 und 2060 – Retrograde Erfassung und Auswertung, Prognosen sowie „statistische Tendenzen" für Deutschland, die Bundesländer Bayern, Brandenburg, Niedersachsen und Sachsen-Anhalt, die Millionenstädte Berlin, Hamburg und Köln, Wissenschaftliche Studie,
GRIN Verlag (2013), 237 Seiten, 44,99 €* (Buch), 34,99 €* (eBook),
Link: https://www.grin.com/document/209444,

Entwicklung der Bevölkerung und der Kriminalität von 1960 bis 2060 für Deutschland, ausgewählte Bundesländer und Millionenstädte –Retrograde Erfassung und Auswertung, Prognosen sowie „statistische Tendenzen",
Diplomica Verlag (2014), 232 Seiten, 44,99 €* (Buch),

Schengener Abkommen (1985), Schengener Durchführungsübereinkommen (1990) und Schengen-Reform (2013) – Ausgegrenzt durch Grenzkontrollen?
GRIN Verlag (2013), 27 Seiten, 12,99 €* (Buch), 9,99 €* (eBook),
Link: https://www.grin.com/document/233397.

Wissenschaft / Technik

Kooperation zwischen der MEYER WERFT (Papenburg) und den Betreibern der Magnetschwebebahn Transrapid (Lathen/Dörpen) – Visionäre Gedankenspiele oder blanke Utopie?,
GRIN Verlag (2012), 71 Seiten, 14,99 €* (Buch), 9,99 €* (eBook),
Link: https://www.grin.com/document/190522.

Politik

Geheim- und Nachrichtendienste aus dem In- und Ausland in der Kritik –Erhebung, Fakten, Stellungnahmen und Bewertungen,
GRIN Verlag (2014), 87 Seiten, 24,99 €* (Buch), 14,99 €* (eBook),
Link: https://www.grin.com/document/268155,

Wie kann Deutschland seine Polizei vor Angriffen von Störern wirksam(er) schützen? – Möglichkeiten, Grenzen und Forderungen
GRIN Verlag (2021), **5., überarbeitete & ergänzte Auflage**, 486 Seiten, 16,99 €* (Buch), 12,99 €* (eBook),
Link: https://www.grin.com/document/288276.

Sonstiges

Pannen, Skandale und Affären? – Die Polizei im Blickpunkt der Öffentlichkeit,
GRIN Verlag (2014), 32 Seiten, 9,99 €* (Buch), 6,99 €* (eBook),
Link: https://www.grin.com/document/280740,

Das Coronavirus unter besonderer Berücksichtigung polizeilicher Belange – Eine Dokumentation (Teil 1),
GRIN Verlag (2022), 645 Seiten, 49,99 €* (Buch), 39,99 €* (eBook),
Link: https://www.grin.com/document/1169021,

Migranten, Asylsuchende und Flüchtlinge – Politische Dimension / Spektrum an Straftaten: Opfer und Täter
GRIN Verlag (2017), **2., ergänzte Auflage (Fortschreibung 2017)**, 731 Seiten (!), 49,99 €* (Buch), 39,99 €* (eBook),
Link: https://www.grin.com/document/317037,

Das Halten von „Gartenhühnern" – Eine Dokumentation in Wort und Bild – Gehege, Anschaffung, Versorgung, Pflege, Impfpflicht und mehr,
GRIN Verlag (2016), 66 Seiten, 9,99 €* (Buch), 4,99 €* (eBook),
Link: https://www.grin.com/document/349887,

Wer sich nur auf die Schulmedizin verlässt... ist nicht immer gut beraten und/oder versorgt – Erfahrungen über Jahrzehnte am eigenen Körper bei allerhand Erkrankungen und Krankheiten,
GRIN Verlag (2019), 100 Seiten, 16,99 €* (Buch), 12,99 €* (eBook),
Link: https://www.grin.com/document/458147,

Flugreisen und Luftbeobachtungen von 1976 bis 2019 – Gefährliche, aufregende, amüsante, erklärende und lästige Ereignisse in der Luft und am Boden
GRIN Verlag (2020), 75 Seiten, 16,99 €* (Buch), 9,99 €* (eBook),
Link: https://www.grin.com/document/514801.

Fachbücher mit *Ernst Hunsicker*

Entwicklung der kommunalen Kriminalprävention in Osnabrück seit 1989
(Seiten 945-961), in: Kriminalpolitik und ihre wissenschaftlichen Grundlagen – Festschrift für *Professor Dr. Hans-Dieter Schwind* zum 70. Geburtstag,
Thomas Feltes, Christian Pfeiffer, Gernot Steinhilper (Hrsg.),
C.F. Müller, Verlagsgruppe Hüthig Jehle Rehm GmbH (2006), 1.204 Seiten, 298,00 €*,
Link: http://www.gbv.de/dms/spk/sbb/toc/50596659X.pdf,

Führung von V-Personen (Verdeckte Ermittlungsmaßnahmen – VEM 4),
in: KRIMINALISTEN-FACHBUCH (KFB) – Kriminalistische Kompetenz, 16 Seiten, Verlag Schmidt-Römhild, erscheint überarbeitet/aktualisiert als KFB-App (über BDK Shop für BDK-Mitglieder, App Store Apple, Google Play), Überarbeitung: Mai 2021,
Link: https://www.kriminalistischekompetenz.de/inhalt,

Das ressortübergreifende Präventionsmodell Osnabrück – Initiativfunktion von Seiten der Polizei (Seiten 189 ff.),
in: VEREINT GEGEN KRIMINALITÄT – Wege der kommunalen Kriminalprävention in Deutschland, *Edwin Kube/Hans Schneider/Jürgen Stock* (Hrsg.),
Verlag Schmidt-Römhild (1996), 331 Seiten, 10,00 €*,
Link: https://shop.beleke.de/verlag/max-schmidt-roemhild-gmbh-co.-kg/166/vereint-gegen-kriminalitaet.-wege-der-kommunalen-kriminalpraevention-in-deutschland,

Bürgerbefragungen zur subjektiven Sicherheit in Osnabrück – oder: Ertrag und Wirkung von (kommunaler) Kriminalprävention (Seiten 127 ff.), in: Angewandte Kriminologie und Kriminalprävention; Entwicklungen, Sachstand und Perspektiven, Festschrift für *Dr. Joachim Jäger* zum 65. Geburtstag, Schriftenreihe der Polizei-Führungs-Akademie,
Sächsisches Druck- und Verlagshaus AG (2003), 176 Seiten,
Link: https://www.dhpol.de/shop/sitepark/produkte/schriftenreihe-band-2003_2.php,

Kriminologische Regionalanalyse Osnabrück 1996/97 zum Thema „Mehr Sicherheit für uns in Osnabrück",
Print & Media Center Wallenhorst, 250 Seiten (ohne Anlagen), zusammen mit *Bernhard Bruns, Martin Oevermann* und *Martin Ratermann* (Auflage vergriffen),

Kriminologische Regionalanalyse Osnabrück 2007/08 zum Thema **„Sicherheit und soziales Leben in Osnabrück"**, 165 Seiten (ohne Anlagen), zusammen mit *Martin Oevermann, Manfred Rolfes, Wolfgang Wellmann, Wolfgang Zimmerer* und *Oliver Voges*, 15,00 €*,
Link: https://publishup.uni-potsdam.de/frontdoor/index/index/searchtype/authorsearch/author/%22Rolfes%2C+Manfred%22/start/8/rows/10/nav/next/docId/30571.

---

*Die Bücher unterliegen der Preisbindung, sodass Preisänderungen möglich sind.

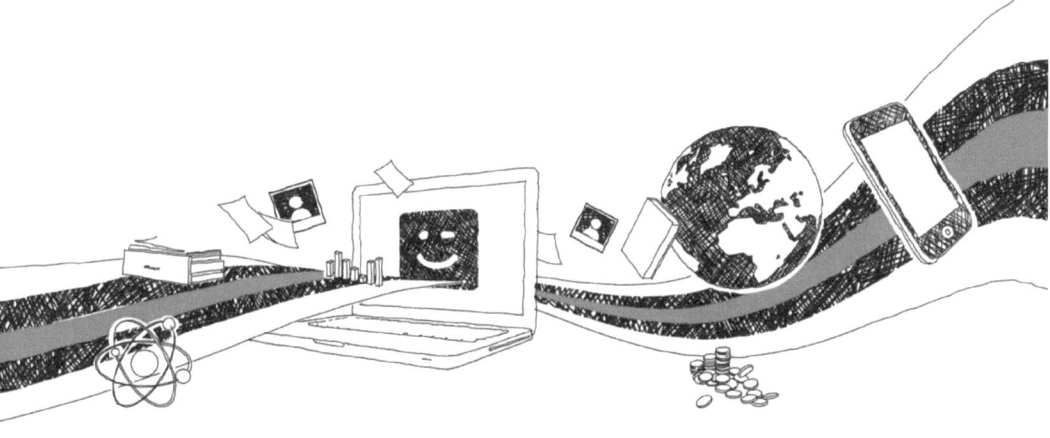
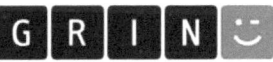